触法精神障害者への心理的アプローチ

著
壁屋康洋

星 和 書 店

Psychological Approaches for Mental Disordered Offenders in the Japanese Forensic Psychiatry Unit

by
Yasuhiro Kabeya, Ph.D.

© 2012 by Seiwa Shoten Publishers

まえがき

　本書は医療観察法病棟における実践報告を中心に構成している。医療観察法は重大な他害行為を起こしてしまった精神障害者を対象とし，「その病状の改善及びこれに伴う同様の行為の再発の防止を図り，もってその社会復帰を促進することを目的」（医療観察法第一条）としている。この法律の条文に明確に掲げられた目的に沿って，それまでの精神科医療が求められていなかった再他害行為の防止が医療観察法医療において求められている。本書ではその再他害行為の防止を目指した心理的アプローチの試みを中心に報告している。ここで誤解のないようにして頂きたいが，精神障害者の犯罪率や再他害行為率が一般人口に比して高いというわけではない。2003年に医療観察法が成立し，この法律に基づく医療を準備してきた過程では，なぜ精神障害者に対してだけ再他害行為の防止を求められねばならないのか，と議論したものである。しかしその後，2005年に受刑者処遇法（刑事施設及び受刑者の処遇等に関する法律）が成立，2007年には更生保護法が成立し，一般の受刑者や保護観察対象者に対しても再犯防止を図ることが求められるようになった。少年院や家庭裁判所でも触法少年の再他害行為防止のためのアプローチがそれまで以上に求められるようになってきている。再他害行為防止に向けた取り組みは近年のわが国の潮流と言ってもよいだろう。ここではその潮流の是非について議論はしないが，少なくとも単なる罰や隔離ではなく，法の求める再他害行為防止と社会復帰の2つをより効果的に進めるための心理的アプローチを模索して本書に記している。本書は医療観察法医療に関わる臨床心理士を読者層の中心として期待しているが，矯正施設などで再犯防止に向けた取り組みをしているスタッフにも読んで頂けると幸いである。本書で扱う罪悪感へのアプローチやアンガーマネージメント等は，精神障害のない受刑者等にも

共通するものと思われる。また医療観察法や一般の精神科医療に関わる多職種にも，本書を通じて臨床心理士の視点を知って頂けると幸いである。

　本書では触法精神障害者の心理的アプローチについて第1章で概観した後，課題ごとに各章で論じる。

　第2章では暴力のリスクアセスメントに焦点を当てる。暴力のリスクアセスメントは，欧米を中心に司法精神科医療の重要な要素として研究が進められている。第2章ではこのリスクアセスメント研究をレビューし，その発展の経過と，今後の国内の研究に必要な課題を提示する。

　第3章以降は事例を交えた論考になる。まず第3章では，医療観察法指定入院医療機関で行われる多職種チーム医療について，事例を通じてその役割分担を考察する。特に看護師との連携による治療関係の展開を図示し，多職種チームと患者という集団の力動，また単独ではなく多職種チームで治療に当たることの長所，およびその進め方について論じる。

　第4章から第6章では，医療観察法医療における臨床心理士の中心的な役割のひとつとして，他害行為の振り返りと罪悪感にまつわるテーマを議論する。

　第7章から第9章では，認知行動療法の技法を用いたアプローチを取り上げる。医療観察法医療では，その開始前から認知行動療法が注目されていたが，対象者の他害行為に至った認知と行動のパターンを変え，同様のパターンに陥らないための対処法を身につけるために認知行動療法が用いられる。対象者が同様の他害行為に至らないように，またそのための治療努力を継続するために適度な罪悪感を持つということと，同様の他害行為に至らないための対処スキルを身につけることとは，この領域の心理的アプローチの2つの大きな柱である。

　第10章では，一事例の医療観察法指定入院医療機関への入院から退院までの臨床心理士の関わりを描く。

　また巻末には，利用可能なプログラムのテキストとして，「おだやかブ

ック」と「発見プログラム」の2つを付録として合本した。「おだやかブック」は簡易版のアンガーマネージメントとして，医療観察法以外の領域でも使って頂ければと思う。「発見プログラム」は医療観察法入院治療の導入プログラムである。病棟での治療に動機づけ，治療を効果的に構造化する完成度の高いプログラムだと考えている。

　本書にまとめた治療プログラム，実践報告と理論的考察が，再他害行為防止を求められる潮流の中で活動する専門職の道具となり，また潮流の中で専門性を見失わないための錨(いかり)となることを願う。

目　次

まえがき　iii

第1章　医療観察法医療における触法精神障害者への心理的アプローチ …………………… 1

1．はじめに　1
2．指定入院医療機関における心理的アプローチの流れ　3
3．触法精神障害者への心理的アプローチの課題　9
4．おわりに　11

第2章　暴力のリスクアセスメント研究の流れ ……… 14

1．海外での研究動向　14
2．わが国での研究　17
3．医療観察法医療におけるアセスメントツールとしての共通評価項目　21
4．おわりに　22

第3章　多職種チームの連携と構造化 …………………… 25

1．指定入院医療機関でのチームアプローチの実際　25
2．治療同盟の連結　30
3．集団内の圧力と接近　34
4．チームアプローチの構造化　35
5．おわりに　37

第4章　対象行為の振り返りのための
　　　　プログラム ·· 38

1．はじめに　38
2．事例の概要　39
3．ワークシートの作成　40
4．治療経過　46
5．結果と考察　47
6．おわりに　49

第5章　罪悪感の扱い方によって生じる
　　　　展開と行き詰まり
　　　　　―二事例のセッションの比較から― ················ 51

1．はじめに　51
2．事例1―受容による展開　52
3．事例2―直面化がもたらす回避　58
4．治療者の意識と治療構造の影響　62
5．おわりに　65

第6章　罪悪感についての一考察 ····························· 67

1．はじめに　67
2．医療観察法入院医療で観察された罪悪感の様相　68
3．罪悪感に関する先行研究　71
4．罪悪感喚起のための方略　77
5．おわりに　81

第7章　アンガーマネージメントとその理論 ……………………………………84

1．はじめに　84
2．導入へのアセスメント　85
3．参加者選択のインタビュー　86
4．プログラム内容と怒りのサイクル　87
5．他のプログラム　92
6．おわりに　93

第8章　アンガーマネージメントの実践 ……………96

1．はじめに　96
2．事例の概要　97
3．治療経過とアンガーマネージメント　97
4．アンガーマネージメントの実際―効果的であった点と困難点　100
5．治療効果について　107
6．おわりに　110

第9章　衝動性に対するプログラム"問題解決練習帳"の開発 ………………113

1．はじめに　113
2．衝動性と問題解決療法　114
3．事例への適用　115
4．プログラムの効果　118
5．考察　122
6．おわりに　124

第10章　退院までの一連の実践 ……………………………… 126
　1．はじめに　126
　2．事例の概要　126
　3．入院治療の経過と臨床心理士の関わり　127
　4．考察　138
　5．おわりに　143

あとがきとブックリスト　145

初出一覧　149

付録 …………………………………………………………………… 151
　付録1　「おだやかブック」解説　153
　　　　　おだやかブック　155
　付録2　「発見プログラム」解説　189
　　　　　発見プログラム　203

第1章 医療観察法医療における触法精神障害者への心理的アプローチ

1. はじめに

「心神喪失等の状態で重大な他害行為を行った者の医療及び観察等に関する法律」(以下,医療観察法) が2005年7月に施行され,わが国における触法精神障害者の処遇は大きく変わった。それまでは措置入院になっていた触法精神障害者は年余にわたる長期入院となるか,あるいは急性増悪期の症状の消退によって数カ月で退院となっていたが,入院の契機となった触法行為について触れられることはなく,特段の心理的アプローチはなかった。医療観察法医療では触法行為の取り扱いを含めた心理的アプローチが重要視され,そのために多くの臨床心理士が関わっている。図 1-1 に医療観察法の仕組みを示すが,臨床心理士の関わる時期は以下の4つが挙げられる。

1) AおよびBの刑事責任能力鑑定:心理検査等のアセスメントによって鑑定医の診断を補助し,事件時の刑事責任能力が〈責任能力あり〉〈心神耗弱〉〈心神喪失〉のいずれに当たるのかの評価を補助する。この部分は医療観察法施行後にも特に変化はないが,2010年からの裁判員制度の影響か,2011年になって起訴前鑑定で心理検査を担当した臨床心理士が証人として出廷を求められることがあった。英国では臨床心理士が出廷することが通例なようだが,わが国でも臨床心理士

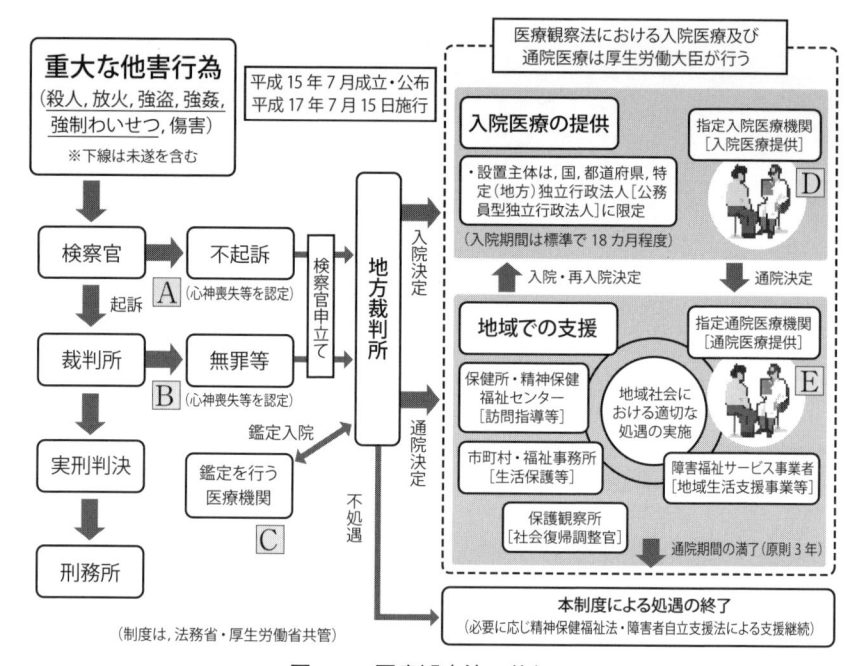

図 1-1　医療観察法の仕組み
厚生労働省ホームページより。Ⓐ～Ⓔの記号は筆者。

が証人尋問を受けることが増えるのかもしれない。
2 ）Ⓒ医療観察法鑑定：心神喪失等の認定の後に検察官によって医療観察法の申し立てがなされるが，その後に鑑定医療機関に入院して行われる鑑定によって医療観察法医療の必要性が評価される。臨床心理士は多職種チームの一員として心理アセスメントを行うと共に，チームで共通評価項目（医療観察法医療の鑑定・入院・通院にわたって用いられる評価尺度）の評定を行って社会復帰要因等の評価を行う。
3 ）Ⓓ指定入院医療機関[*1]：多職種チームの一員として医療観察法の入院

[*1] 医療観察法に基づく医療は厚生労働省が指定した指定入院医療機関・指定通院医療機関においてなされ，それぞれ厚生労働省によるガイドラインで施設の基準が定められている。

医療に関わる。
4) E指定通院医療機関：多職種チームの一員として医療観察法の通院医療に関わる。

　指定通院医療機関では臨床心理技術者が人員配置の要件に含まれ（厚生労働省，2005a），指定入院医療機関では「臨床心理技術者，作業療法士，精神保健福祉士は常勤で概ね5：1」と定められ（厚生労働省，2005b），基本サイズとされる30床規模の病棟ではそれぞれ3名の臨床心理士が配置され，心理的アプローチが特に求められている。以下本稿では筆者の従事している指定入院医療機関での心理的アプローチを中心に論じる。

2．指定入院医療機関における心理的アプローチの流れ

　医療観察法は第1条に「（中略）継続的かつ適切な医療並びにその確保のために必要な観察及び指導を行うことによって，その病状の改善及びこれに伴う同様の行為の再発の防止を図り，もってその社会復帰を促進することを目的とする」とし，対象者の社会復帰という最終目標のために病状の改善と再他害行為の防止を図ることが定められている。そのため心理的アプローチでも，対象者の社会復帰とそのための病状の改善・再他害行為の防止が目的になり，前提として目的が法制度によって決まっている。これが通常の外来治療とは異なる点であり，触法精神障害者への心理的アプローチを難しくする点でもある。医療観察法指定入院医療機関では全ての入院対象者に臨床心理士（CP）に加えて医師（Dr），作業療法士（OT），精神保健福祉士（PSW）各1名と，1チーム2〜3名の看護師（Ns）が1つのチームとして協働する（図1-2）。社会復帰とそのための再他害行為防止という目的があるために，心理的アプローチも対象行為[*2]の振り返

[*2] 医療観察法医療では，医療観察法適用の契機となった他害行為のことを「対象行為」と呼ぶ。

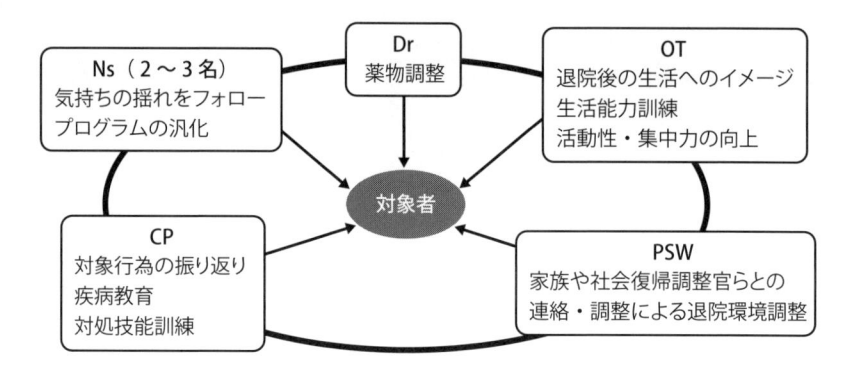

```
              Dr
              薬物調整
  Ns（2〜3名）              OT
  気持ちの揺れをフォロー       退院後の生活へのイメージ
  プログラムの汎化            生活能力訓練
                            活動性・集中力の向上
              対象者
  CP                        PSW
  対象行為の振り返り          家族や社会復帰調整官らとの
  疾病教育                    連絡・調整による退院環境調整
  対処技能訓練
```

図1-2　多職種チームの連携のパターン
Dr＝医師，Ns＝看護師，CP＝臨床心理士，PSW＝精神保健福祉士，OT＝作業療法士

り，疾病教育，対処技能訓練といった役割でなされることが多く，集団プログラムと個別面接を併用して進められる。実施されているプログラムは医療機関ごとに異なる[*3]。ここでは筆者の勤務する肥前精神医療センター（以下，当院）の医療観察法病棟で行っている主な心理的アプローチの流れを**図1-3**に示し，以下治療ステージ[*4]の流れに沿って心理的アプローチを概説する。なお，それぞれの心理的アプローチは事例によって前後することもあり，治療ステージがずれることもある。

1）急性期

対象者が入院すると，担当多職種チームで導入面接を行い，入院医療の目的を確認した後，個別面接の導入では〈入院になったことをどう思いますか？〉〈社会復帰に向けてハードルがあるとすれば何でしょう？〉と尋

[*3] CBT入門（菊池，2010），思考スキル強化プログラム（菊池ら，2011）等のプログラムがあり，平林ら（2009）によって治療プログラム集として主なプログラムがまとめられている。

[*4] 医療観察法入院治療では，入院処遇ガイドライン（厚生労働省，2005c）によって急性期・回復期・社会復帰期という3つの治療ステージが定められ，それぞれ3ヵ月，9ヵ月，6ヵ月が期間の目安とされている。

第 1 章 医療観察法医療における触法精神障害者への心理的アプローチ　　5

集団プログラム

導入グループ
〈入院になったことをどう思うか？　審判で病気と言われたこと・事件を起こしたと言われたことをどのくらい納得しているか？〉などの設問と，治療の進んだ先輩対象者による体験報告を通じて入院治療の治療課題を共有する

物質使用障害治療プログラム
物質乱用のある対象者はプログラムを継続

気分障害，その他の疾患の心理教育

統合失調症心理教育

内省プログラム
自分の生い立ちの振り返りと対象行為の再発防止計画づくり（リラプス・プリベンションモデル）

SST

セルフモニタリング

個別面接

面接導入
〈入院になったことをどう思いますか？〉
〈社会復帰に向けてハードルがあるとすれば何でしょう？〉

必要な心理アセスメント

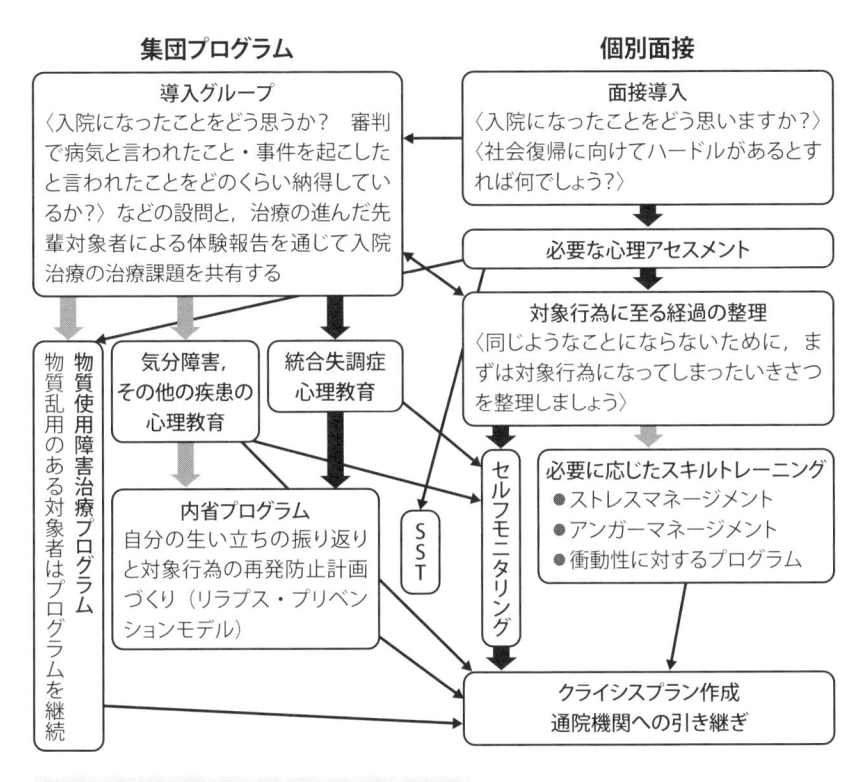

対象行為に至る経過の整理
〈同じようなことにならないために，まずは対象行為になってしまったいきさつを整理しましょう〉

必要に応じたスキルトレーニング
● ストレスマネージメント
● アンガーマネージメント
● 衝動性に対するプログラム

クライシスプラン作成　通院機関への引き継ぎ

▼：大半の対象者の心理的アプローチの流れ
▽：一部の対象者の心理的アプローチの流れ
↘：心理的アプローチの内容面のつながり

図 1-3　医療観察法入院医療での心理的アプローチの流れ

ねて対象者の問題意識を引き出し，社会復帰のためという目標を強調しながら協働を図る。その後，必要なアセスメントを行うが，知能検査や人格検査の多くは医療観察法鑑定（**図 1-1** C）で行われ，鑑定書に所見があるために省略することが多い。ここでは物質使用や病識についての評価をしているが，物質使用については鑑定時に見落とされていることが少なくない。また性暴力の事例については Sexual Violence Risk-20（Boer et al., 1997）などの性暴力リスクアセスメントツールを用いて評価している。ま

たパーソナリティの問題が疑われる事例にはサイコパシーの評価ツールである PCL-R（Hare, 2003/2004）を実施している[*5]が，これまでの実施例では PCL-R の得点は高くても 20 点程度で，カットオフ値の 30 点を上回った事例はない。暴力のリスクアセスメントは触法精神障害者の治療において非常に重要なテーマであり，リスクアセスメントを実施した上でリスクの程度とリスクファクターに応じた治療を進めることが求められる。リスクアセスメントについては本書第 2 章においてその研究の流れを紹介する。

　アセスメントの後対象行為に至る経過を対象者から聞いて整理し，対象行為につながった要因の共有を図る。対象行為やその経過を語ることに抵抗がある対象者もいるが，反省を求めているのではなくて対策を作るためであることを強調し，またこの頃に集団で実施される導入グループ（壁屋ら，2009）を利用して抵抗の緩和を図る。導入グループは入院初期の 2〜4 名の対象者に治療の進んだ 1 名の対象者を先輩として加え，全 5 回で入院治療への導入を図るものである。〈事件を起こしたと言われたことをどのくらい納得しているか？〉とスケーリングするワーク等を通じて治療課題の共有とモチベーションの向上を図る。このグループを入院対象者は「最初のプログラム」と意識し，対象行為の振り返りを「やらないと進まない課題」としてとらえていく。

2）回復期

　ここまでの治療導入の段階を経ると，集団プログラムでは疾患ごとの心理教育を行う。他施設では看護師や医師が心理教育を行っている施設も少なくないが，当院では臨床心理士が主導している。入院対象者の 8 割は統合失調症に罹患しており，導入グループの後に統合失調症心理教育，内省プログラム（今村ら，2010）と続くのが，入院対象者やスタッフの間で共

[*5] PCL-R の評定には研修を受ける必要がある。研修については PCL-R Japan（http://www.pcl-r.jp/）まで問い合わせいただきたい。

有されている集団心理プログラムの流れである。この流れをパターン化することで，知的能力の問題などで集団プログラムに乗れない対象者でも「自分は心理教育終わったんで内省始めてください」と自ら言って治療課題を進めるよう求めたり，対象者間で「通院先とのケア会議では心理教育や内省プログラムでやったことを話せばいい」とやりとりされるなど，治療のステップが明確化される効果がある。

　アルコールや薬物乱用のある対象者には物質使用障害治療プログラム（今村ら，2011）を行っている[*6]が，このプログラムは依存症者への治療プログラムの効果は実施期間の長さに依る，というエビデンスに基づき，原則として退院時まで継続参加を促している。

　集団での疾患の心理教育と並行して個別面接では心理教育の内容を確認したり，対象者に必要なスキルトレーニングを行う。これは菊池ら（2007）のスキル獲得型プログラムに当たり，アンガーマネージメント（壁屋，2011）や衝動性に対するプログラム（壁屋，2008）などを個別で実施している。これらは集団で実施することも可能なプログラムであるが，適用となる対象者が同時期に重なっていないために個別で実施している。アンガーマネージメントについては本書第7章および第8章で，衝動性に対するプログラムについては本書第9章で詳しく取り上げる。またスキル獲得型の集団プログラムとしてはSSTも実施しているが，これは作業療法士らと集団で実施している。

　疾患の心理教育を終えると，心理教育の内容を踏まえてセルフモニタリングを進める事例が多い。セルフモニタリングの項目は個々の対象者の症状や気分およびその変化を反映した活動量や思考内容などであり，対象者に応じて作成する。第10章に触れるような対象者が記録する形式（壁屋，2009）と携帯用のカード形式（八木ら，2007）とを対象者に応じて使い分

[*6] 物質使用障害治療プログラムは国立精神・神経医療研究センターのものを実施し，プログラム導入時には松本俊彦先生・今村扶美先生にご支援いただいた。この場を借りてお礼申し上げます。

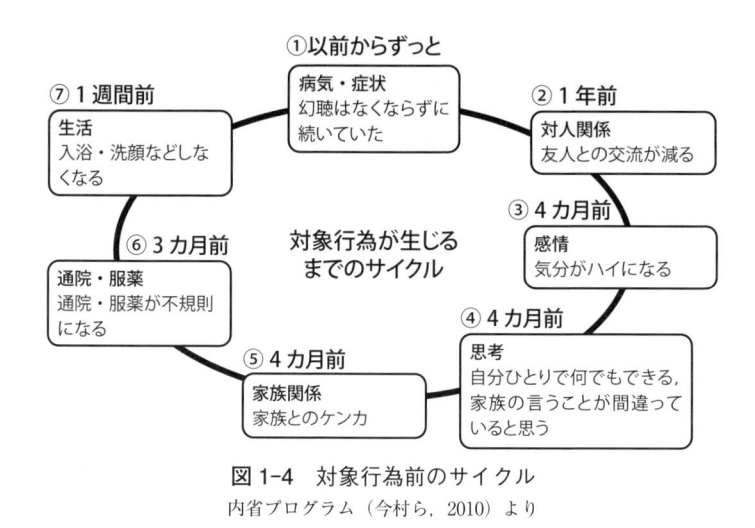

図 1-4　対象行為前のサイクル
内省プログラム（今村ら，2010）より

①以前からずっと：病気・症状　幻聴はなくならずに続いていた
②1年前：対人関係　友人との交流が減る
③4カ月前：感情　気分がハイになる
④4カ月前：思考　自分ひとりで何でもできる，家族の言うことが間違っていると思う
⑤4カ月前：家族関係　家族とのケンカ
⑥3カ月前：通院・服薬　通院・服薬が不規則になる
⑦1週間前：生活　入浴・洗顔などしなくなる

対象行為が生じるまでのサイクル

けている。

　集団プログラムでは疾患の心理教育の後に内省プログラム（今村ら，2010）が行われる。内省プログラムは自分の歴史を振り返って自己理解を促すとともに，リラプスプリベンション（再発予防）の手法で再発防止プランを立てるものである。内省プログラムの後半には図1-4のような対象行為前のサイクルを描くが，このサイクルを見ると気分高揚から家族とのトラブルの期間が続いた後に症状悪化が進んで対象行為につながったことが分かり，ここから再発防止プランへとつながる。

3）社会復帰期

　回復期が多くの治療プログラムを行って社会復帰と他害行為防止のための対処スキルを学習する時期であるが，社会復帰期は退院先の調整と帰住先を念頭に置いた訓練を進める時期である。心理的アプローチとしてはセルフモニタリングを続け，必要に応じたスキルトレーニングを続けているが，この時期に多職種との協働でクライシスプランを作成して通院機関につなげることが重要な役割になる。通院医療機関等とのケア会議では対象

		悪化のサイン	対応
レベル	1	・音に敏感，幻聴が増える ・TVが自分に話しかけると感じる ・気分が沈む，後ろ向きに考える ・一つのことが頭から離れない	・モニタリング表にチェックする ・ゆっくり休む ・デイケアのスタッフに相談
	2	・夜10時までに眠れない ・人の声と幻聴の区別がつかなくなる ・気分がハイになる，イライラ ・考えがまとまらない	・不眠時薬を飲む ・頓服薬を飲む ・スタッフは安静を促す
	3	・薬を嫌がる，混乱，パニック ・昼夜逆転，夜全く眠れない ・家族や周囲とのケンカ ・身の回りのことができなくなる	・夜間でも通院先に電話 ・入院を検討

図1-5 緊急時対応カード

者が進めているセルフモニタリングを引き継いでもらうよう依頼し，緊急時の対策を図1-5のような携帯用のカード形式のもの，あるいはA4サイズの表にまとめる．対象行為前に図1-4のサイクルが見られた対象者は，幻聴は長い病歴の間消失することなく続いており，幻聴の悪化から気分の高揚が生じたときが要注意であることを対象者および通院先のスタッフと共有し，悪化時の対応を決めておく．図1-5のカードの裏面には通院医療機関と保護観察所の電話番号を記し，緊急時にはカードを見て電話できるようにしている．

3．触法精神障害者への心理的アプローチの課題

図1-3に沿って心理的アプローチの主な流れを紹介したが，事例ごとのばらつきは小さくない．中には幻覚妄想の改善が得られずに病識獲得に困難な事例もあり，そのような場合には，病気と思わないまでも問題行動につながらないための対策作りと気分等のモニタリングを続けることになる．また対象行為の取り扱いはこの領域の重要かつ困難なテーマであり，

他害行為の罪悪感を引き受けることが困難なために他害行為の影響を想像する課題を行う事例や，罪悪感を引き受けて自責的になる時期と罪悪感を抱えきれずに他罰的になる時期とを繰り返すのを傾聴し続ける事例もある。対象行為の振り返りと罪悪感の取り扱いについて本書第4章〜6章で詳しく取り上げる。

　また多職種の連携は，心理的アプローチの効果と密接に関係する。図1-4のサイクルの事例のように家族との関係で暴力が生じやすい対象者は社会復帰施設への退院を目指すことが多いが，そのためには作業療法士や看護師による生活能力の訓練と，精神保健福祉士の主導による退院地調整が重要になる。他職種に働きかけることで対象者へのチームアプローチを構造化することもここでの臨床心理士の重要な役割である。チームアプローチの構造化については本書第3章で臨床実践を通じて考察する。

　先に述べた通り医療観察法医療の目的は社会復帰であるため，治療は入院機関で完結することはなく，通院機関に引き継がれる。医療観察法指定入院医療機関での心理的アプローチは病院ごとにプログラムの差はあるとはいえ，開棟前研修や全国の研修会などで情報交換をする場は複数あり，施設間の交流で医療を均質化しようという取り組みもある。一方で通院医療機関では施設間の差は大きく，この領域での大きな課題と言える。指定通院医療機関となる民間の精神科病院では300床規模の病院でも臨床心理士2名といった程度の配置で人員数も少なく，他の多くの業務との兼務で，マンパワー不足による制約も大きい。また入院機関と違って通院機関はネットワークに乏しいことから臨床心理士の役割が不明瞭であったり，通院事例の多職種チーム医療に組み込まれていないということもある。このような状況を改善し，入院医療から通院医療へと心理的アプローチを移行するために，退院前のケア会議に入院機関の臨床心理士が参加することで通院機関の臨床心理士の参加を促すことが重要である。先に述べたセルフモニタリングやクライシスプランの引き継ぎに際しても，入院機関の臨床心理士同士が直接やりとりすることで情報が伝わりやすくなり，また通

院機関に対して臨床心理士の関わりの重要性を伝えることにもなる。必要があれば通院機関に対して継続が求められるプログラムを引き継ぐこともある。今後は通院機関のスタッフの情報交換とそのためのネットワークの拡充，また入院機関と通院機関の交流が求められている。

4．おわりに

　触法精神障害者の治療に関わる際に葛藤を感じることがある。ひとつは再他害行為の防止という，対象者の求めてこない治療課題をこちらから持ち込まないといけないことである。医療観察法医療は対象者自身の希望ではなく，裁判所の命令による強制医療である。これは矯正施設における治療教育など，暴力に対する治療的試みの領域には共通するものかもしれないが，対象者自身がニーズを示さなくとも，制度や周囲の側にニーズがあり，外側のニーズに沿った介入が求められる。その結果，対象行為の振り返りを強引に進めようとしてしまい，対象者の治療抵抗を強めてしまったこともあった。もうひとつは他職種や地域の関係者と連携する際，こちらが考える以上に「反省」を求められることである。このような際には事例に応じて対象者のアセスメントを他職種に伝える場合と，家族等に反省を伝える練習をする場合があった。本人のニーズから始まる外来個別面接とは異なる法的枠組み，チームアプローチの枠組みからは新たな心理的アプローチとそれを他職種に伝える調整力が求められる。触法精神障害者への心理的アプローチに対する期待は以前より増しており，心理職がこのような課題を乗り越えつつ専門性を発揮して取り組んでいくためには，ネットワークの充実によって我々のアイデンティティを築き続けることが必要である。

文　献

Boer, D. P., Hart, S. D., Kropp, P. R., & Webster, C. D. (1997).: *Manual for the Sexual Violence Risk-20. Professional Guidelines for Assessing Risk of Sexual Violence.* Simon Fraser University. Mental Health, Law, and Policy Institute, British Columbia.

Hare, R. D. (2003). 西村由貴　訳 (2004). PCL-R　第2版　日本語版テクニカルマニュアル. 金子書房, 東京.

平林直次, 大迫充江, 熊地美枝, 八木深ら (2009). 平成20年度国立病院機構共同臨床研究　指定入院医療機関　治療プログラム集作成のための研究―日常臨床の具体的支援を目指して―.

今村扶美, 松本俊彦, 藤岡淳子, 森田展彰ら (2010). 重大な他害行為に及んだ精神障害者に対する「内省プログラム」の開発と効果測定. 司法精神医学, 5, 2-15.

今村扶美, 松本俊彦, 小林桜児, 平林直次ら (2011). 医療観察法指定入院医療機関における「物質使用障害治療プログラム」の開発とその効果. (第6回司法精神医学会大会　一般演題抄録). 司法精神医学, 6, 109.

壁屋康洋 (2008). 衝動性に対する治療プログラムの開発 (第3回司法精神医学会大会　一般演題抄録). 司法精神医学, 3, 136.

壁屋康洋 (2009). 家族に傷害を犯した妄想性障害の事例へのアプローチ. 心理臨床学研究, 27(4), 444-455.

壁屋康洋 (2011). 医療観察法病棟におけるアンガーマネージメントの適用. 司法精神医学, 6, 21-28.

壁屋康洋, 大賀礼子, 平山泰照, 益田和利ら (2009). 医療観察法病棟入院対象者との共同での導入グループ開発の試み (第4回司法精神医学会大会　一般演題抄録). 司法精神医学, 4, 102.

菊池安希子 (2010). 触法行為を伴った精神病体験の扱いについて. 精神神経学雑誌, 112(9), 872-875.

菊池安希子, 岩崎さやか, 朝波千尋, 福井裕輝, 岡田幸之, 吉川和男 (2007). 統合失調症患者の再他害行為防止のための心理学的介入―医療観察法指定入院医療機関における介入構造―. 臨床精神医学, 36(9), 1107-1114.

菊池安希子, 岩崎さやか, 美濃由紀子 (2011). 国立精神・神経医療研究センター医療観察法病棟が, そのプログラムとノウハウを公開します―暴力という問題解決をやめるための介入―思考スキル強化プログラム. 精神看護, 14(1), 28-36.

厚生労働省 (2005a). 通院運営ガイドライン.

厚生労働省 (2005b). 入院運営ガイドライン.

厚生労働省 (2005c). 入院処遇ガイドライン.

八木深, 吉岡眞吾, 舟橋龍秀（2007）. セルフモニタリングツールとしての「グリーンカード」を用いた緊急時の介入. 臨床精神医学, 36(9), 1143-1151.

第2章 暴力のリスクアセスメント研究の流れ

　司法精神科医療では他害行為のリスクをアセスメントし，アセスメント結果に応じた治療を進めることが重要になる。そして司法精神科医療のリスクアセスメントにおいて臨床心理学の果たすべき役割は大きい。本章ではまず海外での研究動向を概観し，次に国内での研究について述べる。そして今後の本邦のリスクアセスメントの進むべき方向性について考察を加えたい。

1．海外での研究動向

　海外の研究の流れを紐解くと，暴力のリスクアセスメントは，欧米では数十年前から後述するような保険数理的（actuarial）尺度の研究（Burgess, 1925）はあったが，専門家による臨床評価が主流であった。リスクアセスメント研究でひとつのメルクマールとなっているのが Baxtrom 研究（Steadman & Cocozza, 1974）である。これは1966年に危険性を根拠に強制入院させられていた Baxtrom 氏の訴えから裁判が起こされた結果，同様に入院させられていた966人の患者も同時に退院になったというものである。この時の退院者を追跡調査した結果，4年間の追跡で2%が暴力犯罪を起こし，20%が軽微な犯罪を起こしていた。他害行為を起こす危険性が高いとして評価されたために入院が維持されていたわけであるから，この追跡調査の結果は臨床家による再犯予測が当たらないということを示唆

する結果になった。この研究から臨床家による危険性評価の予測精度の問題が研究の俎上に乗り，「精神科医や心理士による予測は3回に1回しか当たらない」（Monahan, 1981）という結果も示された。

その後海外のリスクアセスメント研究の流れは，再犯予測要因の調査へと進んだ。例として挙げると，Walker, Hammond, Steer（1967）は1947年に有罪判決を受けた人を11年間追跡調査した。その結果，2度の暴力犯の前科がある45人のうち45％が再犯，4回以上の前科のある11人の55％に再犯があったため，犯歴は暴力の再犯の予測因子という結論が導き出された。またNuffield（1982）は2475人を3年間追跡調査し，最初の有罪判決のときの若さ，暴力犯での過去の有罪判決，性犯でない暴行の過去の有罪判決，逃亡歴，5回以上の禁固刑，最近の暴力犯，性犯，不法な火器所有，釈放時の若さが，再犯を予測する変数として重みづけられた。

その後海外の研究の流れはリスクアセスメントツールの開発へと進む。「第2世代」と呼ばれる保険数理的（actuarial）ツール，即ち個人の変数の組み合わせによって，データを蓄積した集団との比較で個人のリスクを評価するツール（VRAG〔Quinsey, et al., 2006〕，ICT〔Monahan, et al., 2001〕など）が開発された。ツールの予測精度はROC曲線下面積（AUC）によって評価され，この方法によるとベースレートの影響を受けにくいとされる。AUCはカットオフ値をずらしたときのヒット率（再犯を正しく予測した）とフォールスアラーム率（間違って再犯すると予測した）の推移をプロットしたグラフを描き，（ROC；Relative Operating Characteristic）カーブの下の面積＝AUC（Area Under Curve）が広いほど評価法の精度が高いとされ，AUCは0.5〜1.0の値をとる（全く偶然で半分＝0.5になる）。これらリスクアセスメントツールに関しては安藤（2003）による優れたレビューが公刊されており，PCL-R，VRAG（Quinsey, et al., 2006），HCR-20（Webster, et al., 1997），LSI-R（Andrew & Bonta, 1995），ICT（Monahan, et al., 2001）が紹介されている。また2004年の厚生労働科学研究松下班報告書（触法行為を行った精神障害者の精神医学的

評価，治療，社会復帰等に関する研究；松下ら，2004）にも触れているためここでは割愛し，安藤（2003）によるレビュー，また前出の松下班報告書において欧米のリスクアセスメントツールをレビューした2003年以後の研究について抜粋する。

　2003年以後も保険数理的（actuarial）リスクアセスメントをめぐる議論がカナダの研究者を中心に続いている。Hartら（2007）は「保険数理的尺度で個人を評価すると95％信頼区間の値が広すぎ，実質的に意味をなさない」と保険数理的尺度を批判し，それに対してHarrisら（2007）は「信頼区間の利用の仕方が間違っている。フォールス・ポジティブとフォールス・ネガティブの数の問題であり，尺度の限界はあるが，何も用いないよりははるかに良い」といった反論を展開している。またVRAGの研究は開発時の対象とは異なった対象での検討に推し進められており，「保険数理的尺度は特定のサンプルに最適化されている」という批判に対して耐え得るものとなってきている。

　また2007年3月には沖縄でUrbaniok, F., Endrass, J.らによる国際シンポジウムが開催され，スイスのリスクアセスメントツール，FOTRES (Forensic Operationalized Therapy/Risk Evaluation System; Urbaniok, 2007) が紹介された。これは書類情報から700項目3要素（再犯の構造的リスク，リスク傾向の変異性，リスクの動的な軽減度）を5段階で評価し，その結果アセスメントと処遇指針がWeb上のソフトから作成されるというものである。

　以上のリスクアセスメント研究の発展を振り返ると，「暴力は予測できるのか？」という議論が出発点になっている。そこから①臨床家の判断（第1世代）があり，それがBaxtrom研究等から当たらないという結論に達する。②次に暴力をふるう人とふるわない人の違いは何か？　リスクファクターは何か？　という点に議論が移る。③更にリスクファクターの組み合わせによって，暴力を予測するツールの作成，特に第2世代と呼ばれるActuarial Risk Assessment（保険数理的尺度）の作成が進められ，

VRAG, ICT（COVR）等が開発される。④そして保険数理的尺度への批判が生じ，「尺度を開発した際の集団に最適化されており，他の集団には使えないのでは」「予測ができても治療に役に立たない」という議論から empirical guided clinical judgment（第3世代）である HCR-20, FOTRES, LSI-R の開発へと進んでいる。しかしながら保険数理的尺度が完全に否定されて第2世代→第3世代と移ったわけではなく，LSI-R の元となった構造的臨床評価尺度の LSI の方が他の保険数理的尺度よりも古い。また保険数理的尺度（第2世代），実証データに基づく臨床判断（第3世代）ともにサンプルを変えて妥当性研究を広げており，保険数理的尺度と構造的臨床評価の議論は続いている。また，これらリスクアセスメントツールの発達の基礎に統計手法の発達があり，ROC 等の統計手法が発展したことによってツールの開発が進んだ面がある。

2．わが国での研究

次に国内での研究を概観するが，本章冒頭に述べたように欧米に比べ，日本国内での研究は少ない。特にカナダでのリスクアセスメント研究は盛んで，VRAG, PCL-R（Hare, 2003），HCR-20 は全てカナダで作られ世界中に広まっている。この点について 2005 年の PCL-R ワークショップの折に Hare, R. に尋ねたところ，それは法体系の違いによるところが大きく，アメリカは州ごとに法律が違うが，カナダは全国統一でデータを集積する仕組みがある。だからカナダでリスクアセスメント研究が進む，とのことであった（Hare, 2005 私信）。一方でわが国では，犯罪白書によって毎年統計的な情報は公開されるが，再犯の要因分析まではなされておらず，一般の犯罪者および触法精神障害者の再犯リスクに関する研究は多くない。

まず触法精神障害者の再犯リスクに関する研究では，山上ら（1995）による触法精神障害者の追跡調査が最も大規模で最も貴重な研究と言えよ

う。山上ら（1995）は1980年1年間に，日本で犯罪を起こしながら精神障害者であることを理由に不起訴処分を受けたり，あるいは裁判所で刑の減免を受けた触法精神障害者946例を11年間追跡調査し，診断分類，罪名，再犯率，再犯事例の特徴などを統計的に記述した。その結果は様々な統計量の算出がなされているが，以下に抜粋する。

再犯事例数：207/946　うち105例は再犯時に完全責任能力

障害名別再犯率は，

統合失調症：15.5％，気分障害：11.0％，アルコール中毒：30.6％，覚せい剤中毒：66.0％

殺人・放火事例の触法精神障害者と一般犯罪者の比較では，

殺人を犯した者が再犯をする割合（カッコ内は再犯罪状が殺人のもの）

精神障害者：6.8％（2.0％）

一般犯罪者：28.0％（1.7％）　大部分は覚せい剤取締法など軽犯罪で占められている。

放火を犯した者が再犯をする割合（カッコ内は再犯罪状が放火のもの）

精神障害者：9.4％（1.5％）　一般犯罪者：34.6％（8.6％）

吉川（1995）は上記の山上ら（1995）の研究グループで，同じサンプルから統合失調症殺人事例の単発型と反復型の比較を行っている。1980年の統合失調症殺人犯110名を11年間の追跡調査期間の再犯によって「単発型」80名と「反復型」30名に分類し，ロジスティック回帰分析により単発型と反復型の予測モデルを作成した。その結果，予測モデルに採用された変数は性別（男性），被害者（子），被害者（無関係），病前の反社会的行為，アルコール嗜癖，犯行前の入院月数1（16.3カ月未満），犯行前の入院月数2（36.4カ月未満），妄想体系の8つであり，このモデルで予測確率.50をカットオフ値に取ると単発型の80例中71例を，また反復型の30例中20例を正しく予測することができた。

触法精神障害者でも，責任能力が認められ，医療刑務所で受刑した者を対象にした研究が森ら（2004）によってなされている。森ら（2004）は

1996～2001年に医療刑務所を出所した精神障害を有する受刑者145名（1つの医療刑務所を出所した精神障害を有する者の全数）を追跡し，2003年6月までに再収容されたか調査（素再犯率43％）した。また人口統計学的変数，犯罪学的変数，収容中の動静を示す変数，医学的変数，精神症状を表す変数，26条通報に関連する変数など計295の変数について遡及的に調査し，生存曲線と樹形モデルによる分析を行い10グループに分割することで，医療刑務所出所者の相対リスク樹を作成した（図2-1）。森ら（2004）は樹形モデルの分岐条件になった9変数の一つ一つについて考察を加えている。著者らも注目していたが，統計上，診断・精神症状は分岐条件とはならなかった。またこの樹形モデルの作成から，アセスメントツールの作成までは行っていない。

　触法精神障害者ではなく，一般受刑者の再犯要因研究もわが国では少ないながらも行われている。長岡ら（1988）は54項目の変数をAIC（Akaike's Information Criterion）に基づく解析により，情報量で順位付けを行った。その結果，①再犯期間，②本件主要罪種，③前件主要罪種という順に再犯に影響の強い要因とされた。また大槻（1990）は多数回受刑者と1回限りの受刑者の比較を行った。その結果，窃盗多数回受刑者の特性として，家族関係で困り者と見放された者，犯行動機で利欲，無職，少年院歴，住所不定があり，詐欺多数回受刑者の特性として無銭詐欺，家族の困り者，無職といったものが挙げられた。

　2005年には受刑者処遇法が定められ，一般犯罪者の再犯防止教育が刑務所に課せられるようになったが，その準備として性暴力のリスクアセスメント等が本邦で開発された（性犯罪者処遇プログラム研究会，2006）。リスクアセスメントであるRAT2005と，ニーズアセスメントであるNAT2005である。これらはそれぞれStatic99，SORAG，MnSOST-RおよびStable2000をベースに作られているが，RAT2005，NAT2005としての標準化研究は未だなされていないようである。

　また少年非行におけるリスクアセスメントの研究では，高野ら（2005）

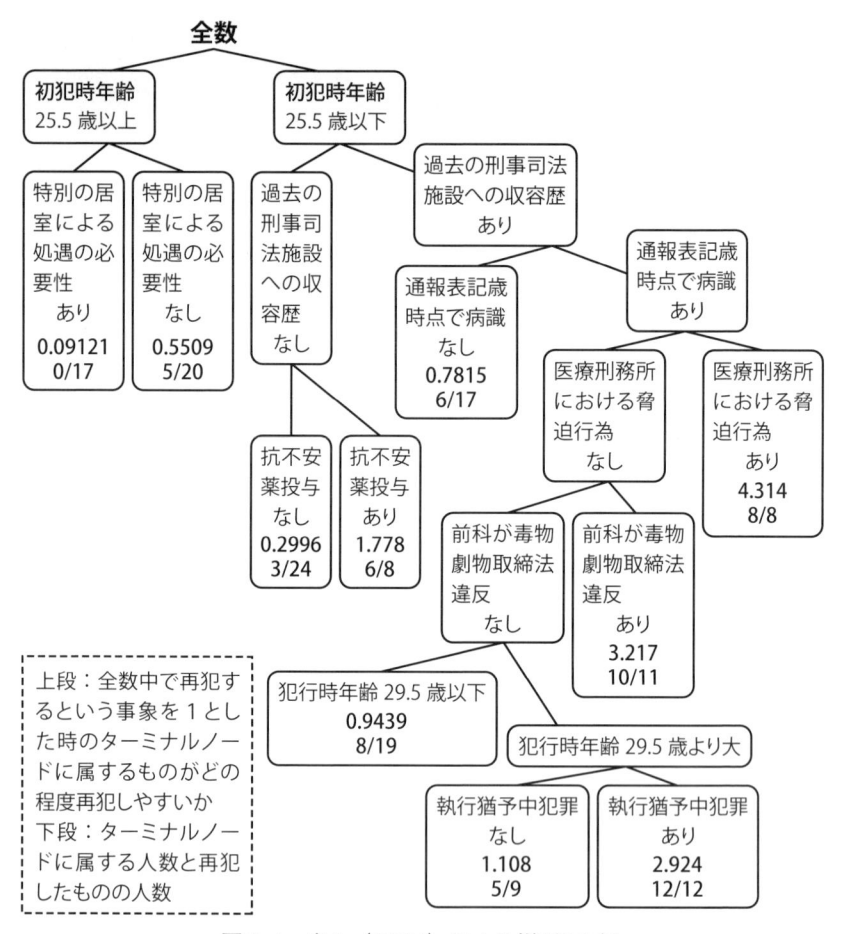

図 2-1 森ら（2004）による樹形モデル

が136項目からなる再犯チェックリストの試作，Evidence-based を目指したツールの作成を行い，再犯群19名と非再犯群23名とを比較している。性非行のリスクアセスメントでは大江ら（2007, 2008）が日本語版 J-SOAP-Ⅱ の作成とクラスター分析を行い，群間比較を行っている。J-SOAP-Ⅱ の評定者間信頼性は $\kappa = .73 \sim .94$，平均 $\kappa = .83$ であり，高い評定者間一致度を示している。また尺度1〜4の内的一貫性 $\alpha = .62 \sim .81$

であり，信頼性の検証が成功していると言える。J-SOAP-Ⅱは静的要因と動的要因を含み，"empirically guided clinical judgment"「第3世代」として作成されている。

まとめると，日本でも司法精神科領域でのリスクファクターの研究はいくつかあるが，ツールの開発に関する研究はない。少年非行の領域，成人の性犯罪の領域（RAT）ではアセスメントツールが開発されているが，ROC を使った再犯予測の研究は国内には見当たらない。信頼性・妥当性の検証は十分とは言えず，尺度の標準化が課題となっている。

3．医療観察法医療におけるアセスメントツールとしての共通評価項目

さて，ここまで国内外のリスクアセスメント研究について概観してきた。2005年から実際に医療観察法医療の現場で使用されているアセスメントツールは共通評価項目（松下ら，2004）である。共通評価項目は，HCR-20等の先行研究を参考にしながら，厚生労働科学研究の一部で医療観察法のために作成されたツールである。共通評価項目は厚生労働省のガイドラインで使用が定められ，診療報酬の申請に必要な提出文書にも盛り込まれており，全国の医療観察法指定入院医療機関，指定通院医療機関，医療観察法鑑定等で使用されている。また特に指定入院医療機関では全国共通で使用されている電子カルテである診療支援システムにおいて，この共通評価項目に関連付けながら日々の経過記録を入力するような仕組みが作られ，全国の指定入院医療機関で運用されている。

しかしながら共通評価項目は上述のようなリスクアセスメントを基礎に作成されながら，リスクアセスメントツールとしては構成されていない。医療観察法では再犯予測をするのか，という政治的な議論の影響もあり，過去の不変な要因を除き，変わり得る要因，治療上必要な部分に焦点を当てている。これはリスクアセスメントというよりもニーズアセスメントと

呼ぶべき構造である。医療観察法対象者のリスクファクターとなり得る要因に焦点を当てて評価しつつ，同時に多職種のディスカッションの材料として使用して治療を構造化する共通言語としてのツールでもある。また尺度としての標準化も終わっておらず，高橋ら（2012）によって信頼性・妥当性の研究がようやく始まったところである。今後は，医療観察法におけるアセスメントを実証データの裏付けのあるものにするため，共通評価項目の標準化研究を推し進めるとともに，医療観察法対象者の予後研究の発展が期待されるところである。

4．おわりに

　本章では海外および国内のリスクアセスメント研究の動向について概観した。リスクアセスメントは，医療観察法医療において暴力行為の再発を防ごうとする限り，極めて重要なものである。海外では Evidence Based Practice の広がりから，治療プログラムの評価としても暴力行為の発生率をどれだけ下げるか，という視点で研究がなされている。わが国では，これまで受刑者の再入率は犯罪白書で記述してあっても，プライバシーの問題を理由に追跡調査はなされなかった。また医療観察法においても対象者を危険とみなすニュアンスを避けるため，「再犯の予測」はできないという議論もあって，リスクアセスメントという形をとることができなかったという状況がある。しかし 2010 年に共通評価項目の妥当性研究が始まり，また法務省でも 2010 年 4 月に治療プログラムの効果検証班が立ち上がって RAT や NAT の研究も始まったところである。実証的なリスクアセスメント研究や，プログラム効果研究は端緒についたところであり，また我が国の研究が新しい時代に入ったところと言うこともできる。今後の研究の積み重ねが求められるところである。

　本章は平成 21 年度において，厚生労働科学研究費補助金（障害者対策総合研究

事業）を受け，実施した研究「医療観察法における医療の質の向上に関する研究」の一部として研究・執筆したものです．この場を借りてお礼申し上げます．

文　献

安藤久美子（2003）．暴力に関する欧米の司法精神医学的研究（2）暴力のリスクアセスメントツール．犯罪学雑誌，69(6), 220-232.

Andrews, D. & Bonta, J. (1995). *Level of Service Inventory Revised*. Multi-Health Systems, Tronto. 安藤（2003）より引用

Burgess, E. M. (1925). *The working of the indeterminate sentence law and the Parole System in Illinois. Springfield*: Illinois Parole Board. Cited in Harris & Rice (2007)

Hare, R. D. (2003). 西村由貴　訳（2004）．PCL-R　第2版　日本語版テクニカルマニュアル．金子書房，東京．

Harris, G. & Rice M. E. (2007). Characterizing the Value of Actuarial Violence Risk Assessments. *Criminal Justice and Behavior*, 34, 1638-1658.

Harris, G., Rice, M., & Quinsey, V. (2007). Abandoning evidence-based risk appraisal in forensic practice: comments on Hart et al. *British Journal of Psychiatry*, August, 2007.

Hart, S., Michie, C., & Cooke, D. (2007). Precision of actuarial risk assessment instruments.―Evaluating the 'margins of error' of group v. individual predictions of violence. *British Journal of Psychiatry*, 190 (suppl. 49), 60-65.

松下正明ら（2004）．触法行為を行った精神障害者の精神医学的評価，治療，社会復帰に関する研究　平成15年度　総括・分担研究報告書．厚生労働科学研究研究費補助金こころの健康科学研究事業．

Monahan, J. (1981). *Predicting Violent Behavior-An Assessment of Clinical Techniques*. Sage Publications, Bervely Hills, CA.

Monahan, J., Steadman, H., Silver, E., Appelbaum, P. S., Clark Robbins, P., & Mulvey, E. P., et al. (2001). *Rethinking Risk Assessment: The MacArthur study of mental disorder and violence*. Oxford University Press, New York.

森丈弓，濱口佳和，黒田治（2004）．精神障害を有する受刑者の再犯予測に関する研究．犯罪心理学研究，42(2), 43-58.

長岡弘頴，安形静男，高池俊子，寺戸亮二，永井文昭，寺尾博志（1988）．釈放受刑者の再犯予測と仮釈放に関する研究　第1報　再犯要因の分析と再犯予測．法務総合研究所研究部紀要，31, 189-216.

Nuffield, J. (1982). Parole decision-making in Canada: Research towards decision guidelines. *Supply and Services Canada, Ottawa*. Cited in Quinsey et al（2006）

大江由香，森田展彰，中谷陽二（2007）．性犯罪少年の諸特性と性非行の反復傾向との関係―日本語版 J-SOAP-Ⅱの適用性の検証．犯罪学雑誌，73(6)，165-173．

大江由香，森田展彰，中谷陽二（2008）．性犯罪少年の類型を作成する試み―再非行のリスクアセスメントと処遇への適用―．犯罪心理学研究，46(2)，1-13．

大槻隆司（1990）．多数回受刑者の再犯要因を探る――一回限りの受刑で構成したものとの比較考察から―．刑政，101(8)，30-39．

Quinsey, V. L., Harris, G. T., Rice, M. E., & Cormier, C. A. (2006). *Violent Offenders: Appraising and Managing Risk second edition*. American Psychological Association, Washington DC.

性犯罪者処遇プログラム研究会（2006）．性犯罪者処遇プログラム研究会報告書．

Steadman, H. J. & Cocozza, J. J. (1974). *Creers of the Criminally Insane-Exessive Social Control of Deviance*. Lexington Books, Lexington, MA.

高橋昇，壁屋康洋，西村大樹，砥上恭子，宮田純平，山村卓，西真樹子，古村健，前上里泰史，大原薫，野村照幸，大賀礼子，箕浦由香，小片圭子，今村扶美（2012）．共通評価項目の信頼性と妥当性に関する研究（1）評定者間一致度の検証．司法精神医学，7，23-31．

高野務，石川亨，大槻眞人，佐々木浩之，野村順一，大原健功（2005）．少年非行におけるリスクアセスメントの研究―再犯危険性をいかにとらえるか．家裁調査官研究紀要，2，65-92．

Urbaniok, F. (2007). *FOTRES Forensisches Operationalisiertes Therapie-Risiko-Evaluations-System*. Zytglogge.

Walker, N., Hammond, W., & Steer, D. (1967). Repeated Violence. *Criminal Law Review*, 207, 465-472. Cited in Quinsey et al (2006)

Webster, C. D., Douglas, K. S., Eaves, D., & Hart, S.D. (1997). 吉川和男　監訳（2007）．HCR-20．星和書店，東京．

山上皓，小西聖子，吉川和男，井上俊宏，謝麗亜（1995）．触法精神障害者946例の11年間追跡調査（第一報）―再犯事件487件の概要．犯罪学雑誌，61(5)，201-206．

吉川和男（1995）．精神分裂病殺人犯に見る再犯の予測要因と予測可能性．犯罪学雑誌，61(6)，216-234．

第3章　多職種チームの連携と構造化

1. 指定入院医療機関でのチームアプローチの実際

　第1章で述べた通り，医療観察法指定入院医療機関では全ての入院対象者に対して医師，看護師，作業療法士，精神保健福祉士，臨床心理士5職種の担当者がチームでの治療に当たっており，これらのどのアプローチをとってみても，そこで構成されている多職種チームの連携がうまくいってこそ高い効果を挙げる。医療観察法医療における多職種チームの連携で重要な点は，1人の対象者の抱える多様な問題に対してそれぞれの職種が治療することもさることながら，1人の対象者の特定の問題点に対して各職種が連携して取り組むことにある。本章では事例に応じたチームアプローチの実際を取り上げ，特定の課題をめぐって各職種がどのように連携して治療に当たるかを記述し，効果的な多職種連携とその中での臨床心理士の役割について考察を加えたい。

　チームを組む各職種はそれぞれの専門性を生かしたアプローチを行うが，治療者集団の中での個々の役割は一様ではなく，対象者の治療課題や状態によって，また各スタッフの個性によっても役割が変化する。臨床心理士は医療観察法の対象となるに至った重大な他害行為（対象行為）の振り返りと疾病理解の部分を扱うことが多い。対象行為の振り返りについては次章以降にも詳述するが，対象行為の扱いは医療観察法での治療において重要な要素であり，事例ごとにチームで役割分担，連携して対象行為と

表 3-1　A 氏の治療初期における多職種チームの役割分担
　　　＝過度の落ち込みを回避するために活動のバランスをとる

職種	役割
医師	生育歴の振り返りから対象行為の振り返り
看護師	直接対象行為には触れず，病棟内での生活，および医師や臨床心理士による対象行為の振り返りによって生じる気分の変化を観察し，支持的に関わる
臨床心理士	①対象行為の振り返り，②疾患の心理教育を行い，疾患と対象行為との関係を整理する
作業療法士	対象行為には触れず，①活動を通して対象行為を振り返るつらい時間だけでなく楽しい時間を持つ，②達成感を持てるような活動を通じて対象者の自信を回復，③役割と自分の存在価値を再獲得するよう進める
精神保健福祉士	対象者と退院後の話をすることは直面化につながるため，当面は家族調整に徹する

その対処法を扱うことが多い。以下に対象者の特徴に応じたチームでの役割分担の実際を挙げる。

事例　A 氏

　30 代女性。うつ病。対象行為は実子への殺人で，鑑定入院時の情報からも対象行為に対する罪悪感が強く，気分の落ち込みが強い状態であった。A 氏自身の今後のことが考えられず，退院して社会に出るということが考えられない状態であった。A 氏の治療に当たっては，入院当初から対象行為を振り返って落ち込みがひどくなって自殺企図に至ることを担当チームとして最も恐れていた。そのため，入院当初の 5 職種での多職種チーム会議において役割分担を決め，対象行為について扱うことを医師と臨床心理士がそれぞれ個別面接で扱うのみにとどめた。同時に他の職種は対象行為を話題にせずに病棟生活内での楽しみの時間を作ることで，対象行為のことを振り返る時間とそれ以外の時間とのメリハリをつけ，気分が落ち込みすぎないようバランスをとることを目指した。そして各職種から

表 3-2　B 氏の回復期初期における多職種チームの役割分担
＝退院後の生活に向けた治療の動機づけと治療関係とにつなげる

職種	役割
医師	薬物調整により精神状態の安定を図る
看護師	①病棟内生活での掃除，金銭自己管理などの日常生活技能のトレーニング，②臨床心理士と合同でロールプレイ形式のアンガーマネージメント
臨床心理士	看護師と合同でロールプレイ形式のアンガーマネージメント
作業療法士	本人の希望する調理プログラムなどを通じ，①治療関係作り，②入院前の日常生活の振り返り，③日常生活技能のトレーニング
精神保健福祉士	①退院先の調整，②対象者と退院後の生活を話し合うことで退院後の生活のイメージ作り

の提案に基づき表 3-1 のような役割分担を定めた。

事例　B 氏

　50 代男性。対象行為は家人から注意されたのにカッとなって暴力をふるって傷害を負わせたもの。対象行為そのものは認めるが，臨床心理士から対象行為の経過を詳しく話すことを求めても，知的障害があり言語化が難しい。特に B 氏は治療開始時に臨床心理士が心理検査を行い，また対象行為の経過を詳しく話すよう求めたことで，言語化など対象者が苦手とすることを要求する人として，対象者にとって臨床心理士が嫌な対象になってしまう。入院初期の急性期（医療観察法入院医療の最初の治療ステージ。3 カ月間がおよその目安とされている）から回復期（医療観察法入院医療において急性期の次に来る治療ステージ。9 カ月間がおよその目安とされている）に移行するときに多職種チーム会議で定めた役割分担が表 3-2 である。後述するように，この会議の時点で筆者は対象者と良好な関係を築くことができておらず，治療的アプローチに導入しきれていなかった。一方で他の職種は一定の治療関係が結べており，特にプライマリーナースやアソシエートナースは良好な関係を築くことができていた。この会

議の場でプライマリーナースから対象者の怒りのコントロールのためのプログラムを筆者に求められたため，対象者の知的能力，筆者と対象者との関係，他の担当スタッフと対象者との関係を考え合わせて筆者が提案したのが，表3-2にある看護師と合同で行うロールプレイ形式のアンガーマネージメントであった。

　この役割分担で重視した点は，対象者は元の住居に退院することを望んでいるが，対象行為の被害者であると同時に引き金にもなっている家人との同居のためには怒りのコントロールや対象者自身の生活能力の向上といった治療が必要であるとの認識が欠けており，治療意欲に乏しい対象者を治療に向かうよう動機づけるとともに治療に向かう治療関係を作り上げることである。そのために医師が易刺激的であった対象者の情緒の安定を図り，作業療法士と精神保健福祉士が自宅での生活に焦点を当てて面接を行っている。

事例　C氏

　20代男性。対象行為は母親への殺人。入院直後から面接等を拒否することはなく，対象行為を行ったことは認めるが，詳しく話そうとせず，質問するとムッとした表情で「忘れました」と言うことが多い状態であった。日中は臥床がちで，表情の変化の乏しさが特徴的で，疾患の影響によって表情変化が乏しいのか，情緒的な拒否感なのか判然としなかった。その評価も目的として入院初期に多職種チーム会議で立てた役割分担が表3-3である。この時点の計画では，医師と臨床心理士から対象行為の経過について話題にするようにしているが，対象者が対象行為について触れられることに拒否感を感じる可能性も考え，看護師は敢えて最初は対象行為に触れず，精神保健福祉士とともに対象者の不満を傾聴することで関係作りを進めることを優先するよう筆者から依頼した。

　表3-3の治療計画で関わりを進めていく過程で，医師にも臨床心理士にも同様にムッとした表情で「忘れました」と答えることが続いていた。

表 3-3　C 氏の治療初期における多職種チームの役割分担
＝対象行為に触れる役割と対象者の不満を聞いてフォローする役割の配分

職種	役割
医師	対象行為前後の経過を聞く
看護師	病棟内の生活，他のスタッフ（特に医師，臨床心理士）との関係について聞く
臨床心理士	心理検査と並行して対象行為前後の経過を聞く
作業療法士	集団プログラムに導入して集団の中での動き方をアセスメント
精神保健福祉士	抗告（医療観察法での入院決定に対する不服申し立て）手続きの話などを通じて入院の不満，早期に退院したいという要望などを聞く

1カ月ほど経過した時点で看護師が対象者の抱えている不安に触れることができ，また「事件のことは何とかしないといけないと思ってはいるけど，聞かれると嫌な感じがする」という対象者の気持ちを聞いて受容することができた。看護師が対象者の不安に触れると，臨床心理士から対象者に言った「責めるつもりはありません。どうしてそういう事件になったのか知りたくて聞いています」というメッセージが伝わり，その後対象者が事件のことを詳しく話すようになった。

事例　D 氏

　50代男性。対象行為は知人への殺人だが，対象行為そのものを否認し，「別の人がやったのだ」と訴えていた。入院後も臨床心理士や看護師が対象行為の話をすると怒りだすことがしばしば見られていた。病棟内の日常生活では臥床がちで面接やOT（作業療法）の活動にも拒否的であった。しかし暴力行為はなく，良好な関係を作れていたプライマリーナースの勧めでプログラムにも時折は参加するようになっていった。そうして回復期の時点に多職種チーム会議で立てた役割分担が**表 3-4**である。

　D 氏の場合は治療へと向かうように促すことが最重要課題であったため，作業療法士は対象者の好む活動から，精神保健福祉士は退院先のイメ

表 3-4　D 氏の回復期における多職種チームの役割分担
＝退院に向けた治療に対象者の意識を向ける

職種	役割
医師	薬物調整により状態の安定を図る
看護師	臨床心理士と合同で対象行為について扱う
臨床心理士	①疾患の心理教育，②看護師と合同で対象行為について扱う
作業療法士	対象者の好む活動から導入することで，①集団内でのストレス耐性の向上，②活動性と体力の向上を図る
精神保健福祉士	退院先の資料などを紹介して退院後の生活のイメージ作りと退院への意欲を高める

ージ作りから入って少しでも退院に向けた治療に対象者の意識を向けてもらえるようにと計画している。一方で筆者は，対象行為を否認して話題にすることを嫌う状態が続いていた D 氏との面接を進めるのに困難を抱えていた。しかし医療観察法では退院後の他害行為の防止のため，対象行為についての振り返りが必要とのジレンマもあった。そこで関係のできてきたプライマリーナースからの提案で，①昼間に筆者とプライマリーナースが対象者に対して 2 対 1 の面接を行い，対象行為の直面化をして緊張状況を作る。②準夜勤務のアソシエートナースが 2 対 1 の面接で生じた対象者の不満を傾聴する形で面接し，対象行為の話をされることの不満を聞きながら対象行為についての対象者の認識を引き出すという手法をとった。臨床心理士とプライマリーナースが行う 2 対 1 の面接で直接対象行為を扱おうとすると対象者の拒否が強いが，同じ日の夜にアソシエートナースが不満を聞く形をとると抵抗なく対象行為の話題を扱うことができた。

2．治療同盟の連結

　4 つの事例についてチームの各職種の役割分担を挙げた。筆者は臨床心理士としてどの事例についても対象行為のアセスメントと内省を深めるた

第３章　多職種チームの連携と構造化　31

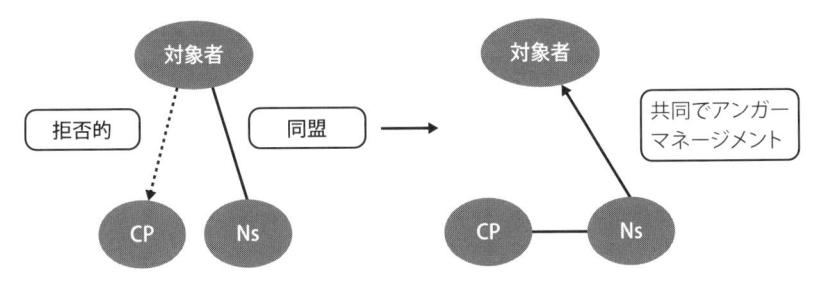

図 3-1　Ｂ氏との治療関係の展開
CP＝臨床心理士，Ns＝看護師

めのアプローチを行っているが，医師や看護師は対象行為を扱う場合とそうでない場合がある。精神保健福祉士は退院先の環境調整と，それに伴う対象者の退院先のイメージ作りを行い，作業療法士は活動を通じて活動性の向上や生活能力の向上を目指すという大まかな役割分担があるが，事例の状態に応じて OT 活動の目的が気分の切り替えやストレス耐性の向上等と変化する。多職種チームで治療に当たる際，上記のように事例と治療の時期に応じた役割分担を行うが，**表 3-1** から**表 3-4** に示したように，同じ治療課題に対して複数の職種で連携して取り組むことも少なくない。特に看護師は対象者の生活全般に関わり，また他の職種の治療の状況に応じて多様な役割を取って連携していく。筆者は看護師と同じ課題を共有し，日常的に記録室で情報交換しながら連携していくことがしばしばあり，その中で互いの治療関係を利用しながら治療の深化を図ることが少なくない。

　ここで取り上げた B 氏，C 氏，D 氏の事例は筆者が当初対象者と治療関係を作れずに苦しんだ事例でもある。B 氏，C 氏，D 氏との治療関係の展開をそれぞれ**図 3-1**，**図 3-2**，**図 3-3** に示す。**図 3-1** のように B 氏とは看護師が早くに関係を作り，チーム全体と対象者との間には良好な関係が作れていたと言えるが，筆者と対象者との個と個の関係では，「またテストですか」と疎まれるような関係であった。筆者は他のスタッフが関係作りに成功している中で，自分が治療関係を作れていないことに苦悩して

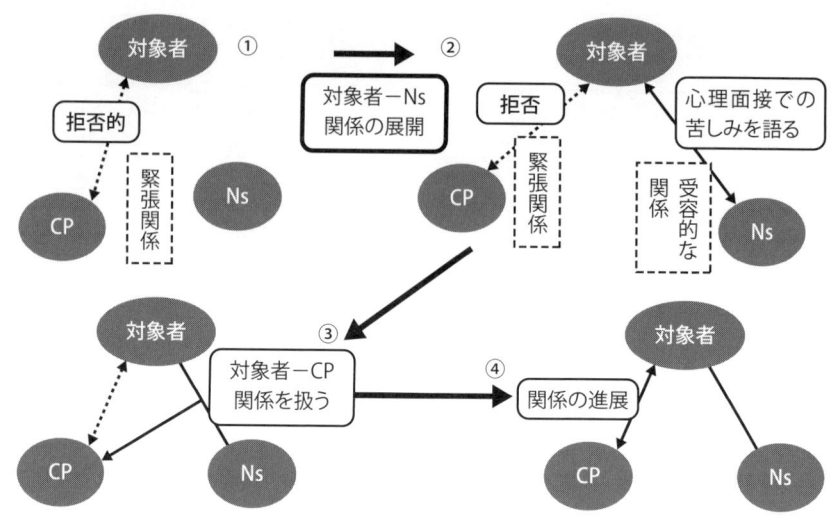

図3-2　C氏との治療関係の展開

いたが、上述のように良好な関係を維持していたアソシエートナースと合同でのアンガーマネージメントを提案・開始することで治療者集団の中での役割を得るとともに、治療者集団の中の1人として対象者と関われるようになった。つまり対象者と看護師の間にできていた同盟関係に、筆者と看護師との同盟関係をつなげて筆者と対象者との間にできていなかった同盟関係をつないだのである。

　C氏との関わりでも看護師が筆者と対象者との関係のつなぎ役を担ってくれた（図3-2）。筆者が対象行為の経緯を尋ねて対象者に拒否感が生じていた。一方で対象行為のことを尋ねられる緊張感からか、対象者は夜間に不安と「事件のことを思い出してきつい」という苦しみを語った。筆者は繰り返されるこの拒否感に対し、「責められるような感じがしますか？」と拒否感を扱おうとし、「少し」という対象者の反応に「責めるつもりはありません。どうしてそういう事件になったのか知りたくて聞いています」と返した。この筆者の面接の直後に看護師が対象者に対して面接の感想を尋ね、「自分のためにしてくれているんだなあ、と思った」との対象

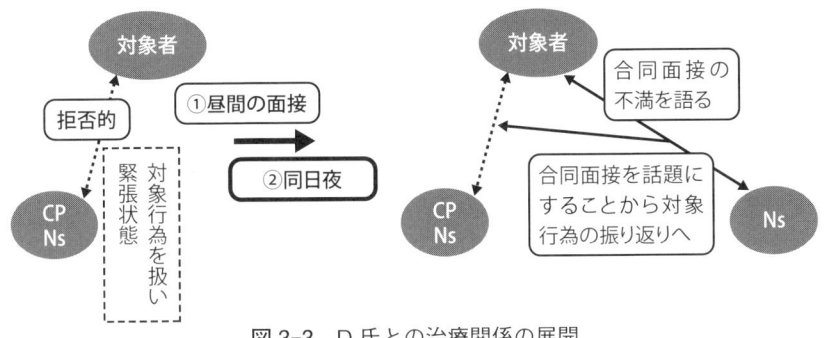

図 3-3　D 氏との治療関係の展開

者の言葉を受け，「心理の先生を信じて頼りなさい」と返して以降，対象者は筆者や主治医らに対象行為や自分の生活について語るようになった。ここでは筆者や主治医が対象行為に触れることで対象者との間で生じた緊張を受けることで，図 3-2 に示すように対象者と看護師との間の治療関係が展開し，また対象者と看護師との治療関係が展開して 2 人の間で対象者と筆者との治療関係を扱うことで筆者と対象者との間の治療関係がまた展開した。対象者を取り巻く治療者集団の中で，一方に生じた緊張が他方での関係構築を促進し，展開した関係の中でまた他方の関係を扱い，その結果，治療者全体と対象者との関係が展開していく形となった。

第 1 章で触れたように，医療観察法の医療は本人の意思によらない強制治療であるため，対象者の側に治療意欲が乏しいことが多く，社会復帰へ向けての治療同盟という形がとりにくいことがしばしばある。B 氏，C 氏の事例では筆者は治療課題に取り組むことに焦り，治療同盟の構築に困難を抱えていたが，先に関係の作れていた看護師が治療関係のつなぎ役となってくれることで，筆者が対象者と治療課題に取り組むことができるようになった。治療者集団の中での対象者の動きとしては，一方の治療者（看護師）への接近から，他方の治療者（筆者）への接近が生じていると考えられる。

3．集団内の圧力と接近

　C氏の事例（図3-2）では治療者集団の一方（看護師）への接近から他方（筆者）への接近が生じていると言えるが，対象者の看護師への接近の前には，対象者と筆者の間の緊張状態が生じていた。対象者の看護師への接近には，筆者と対象者との間の緊張状態が影響しているとも考えられる。

　D氏への関わりでは緊張関係と，その後の他方の関係の接近という形を意図して作っている（図3-3）。D氏とは看護師も筆者も一定の関係ができていたにもかかわらず，対象行為の否認が続き，対象行為の話になると，逮捕以後の取り調べなどのことは饒舌に語るものの行為時のことは「忘れた」と言って語ろうとしなかった。またD氏は時折「ずっとここにいたい」という言葉を漏らし，治療への意欲も低かった。多くの看護師が関わってくれる医療観察法病棟はD氏にとって居心地の良い場所でもあった。D氏に対しては意図して対象行為を扱う面接を特別な場となるよう設定した。特別な場であることを示すため，通常は1対1で面接をしている筆者とプライマリーナースが同席して2対1の面接を行った。「今日は事件のことについて面接をします」と伝えるだけでもD氏は憤怒し，「何度言ったら分かるんだ，俺はやっていない，無罪だ」と怒鳴って机を叩き，「何で病院に来てまで取り調べのようなことをするんだ」と憤る。その面接では対象行為について述べられた鑑定書をD氏に示しながら面接を進めたが，D氏は否認に終始した。しかし同日夜に行われたアソシエートナースとの面接では，D氏から看護師に筆者とプライマリーナースへの不満を語る一方，看護師に「2人は何でそんな話をしたと思う？」と水を向けられると，対象行為を認めるまではいかないにせよ，対象行為へのプロセスに関してより多くのことを語った。このような2対1の面接と同日夜の看護師との面接のセットを4回繰り返し，また精神保健福祉士より退院先に考えられる福祉施設の資料を見せられるうち，退院への動機づけが高まり，対象行為を直前で踏みとどまったという言い方はするものの，対象行

為前の思考と行動を振り返り「これからどうしたらいい？」と今後の治療につながる発言が見られるようになった。

　D氏では，プライマリーナースと筆者との2対1の面接によって高い緊張と不満を引き起こされる。この緊張と不満が数時間後に設定されたアソシエートナースとの面接において傾聴されることで，2対1の面接での圧力がアソシエートナースとの関係の接近につながる（図3-3）。すなわちB氏の事例（図3-1）やC氏の事例（図3-2）で一方での良好な治療関係が他方での治療関係への橋渡しとなったのに対し，D氏の事例（図3-3）では一方での緊張関係が他方での関係を進展させる素材となったと言える。また対象行為の内省を直面化の形で試みるよりも，直面化された後に不満を傾聴され，直面化した筆者らとD氏との関係を話題にした際に，より内省が進むことが見られた。さらに直面化することで生じた不満が，病棟での居心地悪さとなり，もう一方で退院後のイメージ作りを進めることで，退院して地域で生活するという意識への道筋へとつながっていったと考えられる。

4．チームアプローチの構造化

　医療観察法医療における臨床心理士の役割には，①アセスメント，②疾病理解と対象行為の振り返り，③スキルトレーニングが主なものとしてある。しかし医療観察法病棟は強制医療であり，特に対象行為への内省が乏しく，治療の動機づけが低かったB氏，C氏，D氏との治療においてはアセスメントから対象行為への内省へと進めようとする際に治療同盟を築くことに困難をきたし，筆者と対象者との二者関係で進めていくことができなかった。そこで上記B氏，C氏，D氏との治療において，筆者は対象者と関係の作れていた看護師の力を借りつつ治療の構造化を進めている。

　B氏に対して行ったロールプレイ形式でのアンガーマネージメント（図3-1）は，プライマリーナースからの依頼が発端となっており，それに対

して対象者の知的能力では認知課題の理解が困難であるために行動課題を中心に行う方法を筆者が提案した。また対象者と関係が作れており，SSTの経験があるアソシエートナースと共同で実施し，ロールプレイ場面では対象者との関係が作れていない筆者の方が対象者を叱責する家人の役を取り，アソシエートナースが対象者へのポジティブフィードバックを行うという役割分担を取ることで，セッションが持続しやすいように組み立てた。このように，治療課題の提案を看護師から受け，それに対する実際のプログラムの構造と役割分担を臨床心理士が行う，というのは医療観察法病棟で筆者がしばしば行う連携のひとつの形である。このような心理社会的治療について医師や看護師等が方向性の提案を行うことはあるが，実際のプログラム構造と役割分担とは筆者が行うことが多く，臨床心理士の得意分野であると考えられる。

　C氏の治療における入院初期の役割分担でも，筆者は対象行為のことを聞いて嫌われるおそれがあるので，看護師は仲良くなることを優先してほしいと依頼しておいた。それが結果的にその通りの状況になって，先に関係を作れた看護師の助力を得て対象行為の内省を進めるという構造を確保することができた（図3-2）。D氏の事例では2対1の面接での対象行為への直面化，およびそれに続くアソシエートナースによる不満の傾聴と対象行為の内省という2つの面接のセットを看護師との話し合いで定めて進めている（図3-3）。

　次章以降に医療観察法対象者への心理社会的治療について一つ一つ挙げていくが，このようにチームと対象者の関係を分析して必要な役割とアプローチを提案し，治療を構造化するというのは，プログラムや集団力動に詳しいという臨床心理士の専門性によるものであり，多職種チーム医療において臨床心理士が果たし得る大きな役割であると考えられる。

5．おわりに

　第1章でも述べたように，医療観察法医療では多職種チーム医療がその特徴のひとつである。本章では特に看護師との役割分担による治療関係の変化やアプローチの構造化と役割分担について述べたが，本章に取り上げた以外の事例でも，治療の成否は多職種チームの連携の成否に拠るところが大きい。しかし医療観察法医療に限らずチーム医療と連携の重要性が訴えられることは多いが，その一方で実際の連携やスタッフ間の力動について記述することは容易ではなく，その発表はあまり見られない。対象者あるいはそれぞれの臨床現場でのクライエントを取り巻くチームの集団力動を読み解き，治療者集団の相互の関係，また各職種と対象者，クライエントとの関係と治療効果との関係を記述していくことは，チーム医療の時代の臨床心理学にとっても重要な課題であると思われる。

　本章では，本論の一連の実践報告の最初に，その要でもある多職種チームの連携について取り上げた。次章からは医療観察法医療における臨床心理士の重要な役割である，対象行為の振り返りについて取り上げ，個別面接内での具体的なアプローチについて詳述する。

第4章 対象行為の振り返りのためのプログラム

1．はじめに

　医療観察法医療では，重大な他害行為を起こした対象者が法の目的であるところの「同様の行為を起こすことなく社会復帰」に向けて治療を進めていくためには，一定程度の対象行為の振り返りを行うことが求められる。これは退院して地域に帰る際に地域の関係機関から要求されることでもあり，特に臨床心理士の役割として求められることが多い部分でもある。対象行為の振り返りとは，対象者が重大な他害行為に及んだ経過を対象者とともに整理し，またその行為への罪悪感を抱えつつ，同様の行為を起こさないための努力を続けようという対象者の意欲の向上を含んだものである。それは第7章以降に紹介するアンガーマネージメントなどの認知行動療法に取り組むための動機づけにもつながる。しかしその一方で，対象行為の振り返りとは，事件の加害者に自らの行いを考えるよう促すことであり，第3章のC氏やD氏にも見られたように，しばしば対象者の抵抗を引き起こすものでもある。そして対象行為の振り返りは，医療観察法医療の心理臨床にとって，再犯防止を目指す加害者治療であり，対象者の希望ではなく裁判所に命じられた強制治療であるという特殊性に強く根ざした根幹の部分であると言っても過言ではない。本章からは第6章にかけて対象行為の振り返りについて事例を挙げて論じるが，まずは本章で対象行為を振り返るための構造化したアプローチを取り上げ，その治療効果に

ついて考察する。

　以下に報告する事例では，当初対象行為の重大性の認識が薄く，その影響もあって治療継続の必要性の認識が希薄であった。その問題に対してワークシートを用いて構造化したアプローチを行ったところ，対象行為の内省および疾患への内省の点でも変化が認められた。本章では事例の展開から，実施したアプローチの効果を検討したい。

2．事例の概要

事例：E氏　20代男性。
対象行為：深夜に睡眠中の母をナイフで刺し，死亡させた。「母を殺さないとお前が死ぬ」と聞こえてきたという。
家族：対象者が高校卒業後の就職先で2年間寮生活をした以外は両親と妹との4人暮らし。母が対象行為により死亡し，その後父と妹は転居。対象行為後，妹はショックで引きこもった状態。
入院後の治療経過：入院当初から対象行為の過程について，週に1回の筆者との面接で2カ月かけて整理した。対象者は対象行為のプロセスについて淡々と話し，情緒の動きに乏しい印象を受けた。並行して入院2カ月目から集団での疾患の心理教育プログラムに導入。ほぼ同じ時期から集団での創作活動など作業療法プログラムにも盛んに参加したが，注意の配分が困難で開始・終了時刻を守れないなどの問題も見られた。一方で，「免許更新のある半年後までに退院したい」「退院後は父・妹とともに転居先の家に住みたい」と発言。父宅に電話すると妹が出てすぐに切られたが，どう思ったか尋ねると「妹は神経質なのでまだ立ち直れてないのかな」と答え，対象行為のプロセスを振り返る一方で，軽く考えている印象を受けた。急性期のMDT面接（対象者本人と担当多職種チームとで治療計画を話し合う会議）では，「入院中に職業訓練校に通いたい」と訴え，法律上病棟から通うことは困難と伝えても「納得がいかないので確認してほし

い」と話した。

　入院3〜4カ月目に診断確定のために処方薬を中止すると妄想が再燃。「背中から羽が生えてきたらどうしますか？」など質問してくることが見られた。落ち着きがなく，話さずにはいられない様子。運動プログラムで急に踊りだすなど，場にそぐわない動きも見られた。心理教育プログラムの場面では「病気は治った。薬は必要ない」「事件前に病気が悪くなったのと薬を飲まなかったのは関係ない」と繰り返した。この頃，回復期のMDT面接が開かれ，対象者から「家族と会ったときにどう接したらよいのか分からない。特に妹とどう接したらよいか分からない。妹が一番ショックを受けていると思うので」との不安が語られた。

　疾患の心理教育プログラムが終了したものの，病識と治療意欲が低かった。また対象行為について軽く考え，父や妹との温度差が大きかった。一方で自ら「妹と会った時どう接したらよいか分からない」との訴えもあった。対象行為について語るときには非常に淡々としており，情緒の動きが見られなかった。入院5カ月目の時点で，対象行為の重大さを感じてもらい，治療への動機づけを高めることを目的に，また対象者のニーズを受けて家族との温度差を縮めることを狙ってワークシートを作成し，内省の課題に取り組むこととした。このワークシートとそのアプローチについて以下に詳述する。

3．ワークシートの作成

　医療観察法下の医療においては「同様の行為の再発の防止（医療観察法第1条）」のため，対象者と再発防止プランを共有することが重要である。しかし対象者は，対象行為までの過程を整理し，心理教育プログラムにおいて疾患と再発リスクについて学んだにもかかわらず，対象行為も疾病も「終わったこと」として考えないようにしようとする，あるいは考えたとしても情緒を伴わずに深刻味が感じられないという状態であった。それま

での治療過程で対象行為の過程・要因と，今後の対策として必要なものについて話し合っていたが，対象者がそれらの重要性を認めない状況であった。そのため対象者の情緒と罪悪感を喚起することで，治療意欲につなげること，および対象者の対象行為によって大きなショックを受けている父や妹と対象者との間の情緒的な温度差を縮めることを目的としてこのワークシートを作成した。ワークシートは，対象行為について対象者を直接的に責めるのではなく，設問を与え，その答えを対象者が考える過程で感情を喚起させるように構成している。

　ワークシートの作成に当たっては国立精神・神経医療研究センター病院の内省プログラム（今村ら，2007）のテキストおよび角谷（2006）や藤岡（2006）による性犯罪者への治療プログラム等を参考にした。これら他のプログラムは，それぞれ対象行為の内省を進めて再他害行為の防止を目指すものであるが，いずれも被害者などの他者の感情理解を促す以前に自己の人生を振り返り，自分の感情に目を向けるステップを重視する。これに倣い，また入院後2カ月間の面接で対象者と整理した対象行為までの過程を踏まえて，表4-1のような構成のワークシートを作成した。ワークシートは1～2枚ずつ渡し，1週間後の面接までに記入してもらい，書かれた内容について面接で扱うという形をとった。ワークシートは18枚用い，面接は週1回でワークシートを用いた面接回数は15回に及んだ。また実際にはワークシートはプログラムを進め，反応を見ながら修正を加えつつ作成している。プログラムの呼称は「内省」などの言葉を避け，対象者に導入したときが回復期の初めであったため，単に「回復期心理プログラム」とした。ワークシートの全体の構成と目的を以下に挙げる。

①課題1～2：「社会復帰」「妹との面会」との対象者の言葉を受けた導入部。プログラムへの動機づけにつなげる導入部。対象者自身のニーズである「社会復帰」「妹との面会」について取り上げ，それらのニーズへの障害という形で問題を考えてもらう。

②課題3～4：対象行為の過程と妹からの視点。後に比較を行うためにい

表 4-1　ワークシートによる設問

1. 「社会復帰」「妹の面会」にとって困難となること，障害となることは何でしょうか？
2. 「私の今」
3. 私が事件を起こすまで
4. 妹から見た事件
5. 自分のこれまでを振り返って　家族について思い出すこと―小学生まで
6. 自分のこれまでを振り返って　家族について思い出すこと―中学生から現在
7. 自分のこれまでを振り返って　学校について思い出すこと
8. 自分のこれまでを振り返って　仕事について思い出すこと
9. 自分のこれまでを振り返って　「傷つき」について思い出すこと
10. 人生のグラフ　今までの人生をグラフにしてみましょう
11. 事件が自分の人生に与えた影響
12. 妹から見た事件の体験
13. 妹の気持ち
14. お父さんから見た事件の体験
15. お父さんの気持ち
16. お母さんから見た事件の体験
17. お母さんの気持ち
18. 事件の原因とこれからの暮らし

ったん対象行為の整理と妹の気持ちの想像を求めている。図 4-1 の課題 3 と図 4-2 の課題 4 はセットであり，妹への共感を促すために課題 4 があり，課題 4 で妹の気持ちを考えやすいようにいったん自分の視点で経過を整理，次に妹の視点で経過を捉え直す，という構成にした。

③課題 5 ～ 11：過去の自分の体験。他者の感情への共感を促す準備として自分自身の感情体験を広げる。この部分は国立精神・神経医療研究センター病院の内省プログラム（今村ら，2007）のテキストから課題を援

3．私が事件を起こすまで

Eさんがどうして事件を起こしてしまったか，事件までのプロセスを整理してください

（原因①）

> 幻覚（テレビの人との会話で緊張感）（空気が重くなる感じ）が出てくる。

→（原因②）

> しばらく忘れるが原因①ことを思い出し頭が混乱してくる。

→（原因③）

> 妄想や幻聴など自分が思ってないこと（車に油をまく）などが次々と出てくる。

→（事件・やったこと）

> 殺さないと殺されるという錯覚がでてきて恐怖感に襲われる。（主に幻聴の声が多かった。）

→（結果）

> 母を殺し逮捕され現在入院して精神面は安定しているが，今もものすごく後悔している。

図 4-1　回復期心理プログラム　3回目
枠囲みは対象者記入，原文のまま。

4．妹から見た事件

前回はEさんの目から見た事件の流れを整理してもらいました。今度は，同じ事件を妹の目から見るとどのようになるでしょうか？

（それまでの家族関係・妹の気持ち）

> 普段の生活。

→（事件前の兄＝Eさんの様子・妹の気持ち）

> 変な行動しているな～！（裸足で歩いていた）

→（妹から見た事件―家で，病院で，その後―・妹の気持ち）

> 恨み・絶対許さない!!

→（今の妹の状態と気持ち）

> 顔も見たくない。同じ空気を吸うのも嫌だ。

→（妹から兄＝Eさんに対する気持ち）

> 許せない!!

図 4-2　回復期心理プログラム　4回目
枠囲みは対象者記入。カッコも対象者が記載。

> **12. 妹から見た事件の体験**
>
> 　Eさんの事件を妹はどう体験したでしょうか？　①以前の兄妹関係，②車に油をかけるなどの妄想に基づく行動をしていたときのEさんが妹にどう映ったか，③事件の晩，眠っていてどのようにして最初に事件に気づいたか，④お母さんが刺されている場面を妹が最初に見たとき，⑤救急車を呼んだとき，⑥救急車を待っているとき，⑦救急車に乗って病院に行ったとき，⑧お母さんの死，⑨お母さんの通夜，葬式，⑩お母さんの死後，引越し，⑪現在〜　このような一連の流れをふまえて，妹の視点での体験の流れを書いてください。
>
> ---
>
> ①本当の兄妹で車で何処かに行ったりしていた。
> ②油をかけることは母親しか知らない。
> ③お母さんを刺してから父親が気づき俺を殴って妹を起こしに行って気づいた。
> ④号泣していた。ショック状態だった。
> ⑤泣きながら救急車を待っていた。
> ⑥「救急車はまだか」といって泣きながら待っていた。
> ⑦「お母さん大丈夫？」と言って泣いていた。
> ⑧出血多量で亡くなった。（実話）
> ⑨ショックで倒れるほど泣いていた。（実話）
> ⑩白い目で見られるかもしれないという気持ち。
> ⑪会いづらい，会いたくない，許せないという気持ち。

図4-3　回復期心理プログラム　12回目
下部の枠囲みは対象者記入。

用している。

④課題12〜17：対象行為と家族からの視点。②で妹の感情の想像を求めたが，困難な面が強いため経過を更に細分化し，細かな体験の流れとセットで他者の感情を問う（**図4-3，図4-4**）。この形式で他者の視点からの体験を想像し，共感をしやすくすることを狙っている。それぞれ妹，父，母の順に問うているが，これは対象者が感情を想像しやすい，また抵抗が薄いと思われる順と考えて構成した。

⑤課題18：今後につながる部分。対象行為を振り返って沈んだ気分から

13. 妹の気持ち

妹の視点で事件を①〜⑪の順に添って整理してもらいました。次に、体験の①〜⑪のそれぞれのときの妹の気持ちを想像してみましょう。

①普通の兄（何処にでもいそうな兄）。

②シャッターを閉めて回って迎えに来た。精神的に病んでいるんじゃないの？
「なんで裸足で歩いてきたの？」、不思議。頭おかしくなってるんじゃないの？
病院行ったほうがいいんじゃない？「精神科には話した？」
またやらかすのかな〜不安・心配！

③「嘘だろう！」信じられない！

④「誰がしたんだ」。ショック。「なんでお母さんが殺されなきゃならないの？

⑤ショック。

⑥「救急車はまだか！」と叫んでいた。あわてた。パニック！

⑦「お母さん大丈夫？ 死なないで」。助かってほしい。
泣きながら手を握って、父と一緒に救急車に乗って繰り返し叫びながら泣いていただろう。

⑧許せない！ どうしてこんなことになったんだろう？
兄が本当にやったか信じられない！
何がなんだか分からない。ショック。

⑨倒れるくらいまで泣いていた。悲しい！ 兄への恨み。パニック。
途方にくれる。何でこんなことになるんだろう？

⑩周りから白い目で見られて、住みづらい、信じられない。
事件があった場所に住みたくない、思い出から忘れたい。

⑪元の家には戻れない。事件の再発にならないように。
兄を許せない。一緒には住みたくない！ 見るのもイヤ。
兄が変になっていたのが原因だろう。

図4-4　回復期心理プログラム　13回目
下部の枠囲みは対象者記入。

建設的な方向へ動機づけることを目的としている。

この流れでワークシートを用いて進めた実際のセッションの経過とワークシートに対する対象者の記述を次項に述べる。

4．治療経過

　以下にワークシートに対する対象者の記述，および対象者と筆者のやりとりを抜粋し，実際の治療経過を示す（以下筆者と対象者の面接回数を記号#にて，筆者の言葉を〈　〉，対象者の言葉を「　」として表記する）。

#21　ワークシート"回復期心理プログラム"の課題1を渡す。以降は週1回の面接のたびに前回に渡したシートに記入されたことを話し合い，次回までの宿題として1～2枚ずつシートを渡す形式で面接を行った。

#22　"回復期心理プログラム"の課題1で記入されたものを見ながら話す。〈社会復帰に困難になることは何？〉「家族が一緒に住んでもらえるか。通院先。交通費など」〈（『妹と普段どおりのあいさつをするかな』という記述に対し）妹さんに会ったときに普段どおりあいさつできないのが当然で自然。何で普段どおりにしよう，明るくしようとするのか分からない〉「ずっと事件のことばかり考えていても暗くなってため息ばかり出て，何にも進まないと思って」

#24　課題3："私が事件を起こすまで"（図4-1）　対象者の記述に，時期を確認する。

#25　課題4："妹から見た事件"（図4-2）

#27　課題6："家族について思い出すこと—中学生から現在"　記入量は少ないが，記入されたことから質問していくと話が広がる。
　　　「事件で母を殺した後は泣いた。自殺しようと思った。死んでつぐなおうと思って，拘置所でガラスを割ろうとした。止められて今生きている。3月までは死にたくて不安が強かった。不安でジプレキサ（服薬中の薬）を一番強くしてほしいと頼んだ。今は母の代わりに働いて父を楽させてあげたいと思う」

#31　課題11："事件が自分の人生に与えた影響"　「これから事件の

ことを一生背負って生きていかなくてはならなくてつらい」などと書かれている。〈Eさんこれだけ考えているけど顔に出ないですが，前は暗い顔すると運気が逃げると言われてましたが，今でもそう思います？〉「今はそうは思わないけど，ため息をつくと運気が逃げると思う。でも出ちゃいますね。寝る前に1人で部屋にいる時などはウロウロしたり，椅子に座って考え事したりしてため息が出る」

#32　課題12："妹から見た事件の体験"の記述に添って，その時その時の妹の気持ちを想像してもらい，その場で臨床心理士が聞いて書き取る形で，課題13："妹の気持ち"を埋めていく（図4-3，図4-4）。〈今日はだいぶん想像できましたね〉「えぐられましたから」

#33　課題14："お父さんから見た事件の体験"，課題15："お父さんの気持ち"　対象者から担当看護師に「宿題が難しいので手伝ってほしい」と頼んで援助を受けて記述している。3～4日かかって書いたという。〈頑張って書きましたね〉「思い出すときつくなるから思い出したくない。今は週に3～4日思い出す。書くときはきつかった」

#35　課題18："事件の原因とこれからの暮らし"　事件の原因として，「幻覚・幻聴のせいだろう。幻聴のせいで頭がいっぱいになった。誰にも相談できなかったこと。恐怖感や混乱したこと。薬を飲まなかったこと」と記入。これからの暮らしで大切なこととして，「家族との交流。家族（親父）との相談など。薬の服薬を忘れないこと。ちゃんと物事を見極めて，考えて，二度と今回の事件と同じようなことを繰り返さないこと。通院を忘れないこと」とある。〈『ちゃんと物事を考えて二度と今回の事件と同じようなことを繰り返さないこと』『服薬を忘れないこと』とかは，とても良いこと書いてますね〉

5．結果と考察

前項に抜粋したワークシートを用いたアプローチを15セッションにわ

たって行った。言うまでもなく第3章に挙げたような多職種チームによる治療の一部として行っており，他の職種の治療の効果も考えられるが，上記の治療過程で対象者は対象行為の重大性についての意識を深め，服薬など治療継続の重要性を語った。これと並行して，入院初期から続いていた，集団プログラムやMDT面接の場で見られた場にそぐわない行動が見られなくなる。情緒面では，入院初期から表情の動きが少なく，対象行為のプロセスも表情を変えずに語っていたが，「思い出すときつくなるから思い出したくない」という対象者自身の対象行為を振り返る苦しみを初めて筆者に語った。また図4-2と図4-3，図4-4に妹の感情を推測する課題を挙げている。ワークシートの構成も異なるが，ワークシートの4回目（図4-2）と12，13回目（図4-3，図4-4）を比較すると，後者でより妹の感情を推測して表現できている。治療経過で見られた反応から考えると，当初の対象者の反応は心理的な防衛が大きかったと考えられ，時折見られた場にそぐわない動きが見られなくなったのは，当初対象行為のことを考えないようにすることによって躁的防衛のような状態にあり，対象行為のことを振り返ることに情動が伴った結果として，行動面に落ち着きが現れたと考えられる。

　結果としてこのようなワークシートの構成と対象者の情緒の喚起を意図したアプローチが奏功し，＃33で「思い出すときつくなるから思い出したくない」と対象者の苦しみが表明され，＃35で対象者が治療の重要性を語った。対象者の情緒が動き出し，今後さらに情緒体験が広がっていくことも考えられた。しかしあくまでも目的は対象行為の重大さを認識し，家族への共感性を高めることで治療への動機づけにつなげることであり，この時点でこの目的が達成されたと考えて次の治療プログラムへと移行した。その後の治療では，視野が狭くなるという問題を対象者と共有して衝動性に対する治療プログラムを行った。この時に衝動性の問題があることが対象者と共有できているが，内省のワークシートに取り組む以前には対象者にこの問題意識はなく，内省の深まりによって衝動性の問題に取り組

むことができるようになったと考えられる。この衝動性に対するプログラムについては第10章に詳述する。その後は墓参りや事件現場となった自宅への外出で涙を見せ，ケア会議を経て退院となった。ケア会議では対象者自らこのワークシートを参加者に配布し，自分の治療経過を説明することもできた。これら一連の展開も，ワークシートによって内省を深め，治療の重要性の認識を深めたことによる効果が大きいと考えられた。

6．おわりに

本章冒頭に述べたように，再犯防止を目指す加害者治療という性質を持つ医療観察法医療においては，対象者に他害行為の振り返りを求めることが臨床心理士の大きな役割のひとつになっている。しかしそれは外来の面接室において自ら治療を求めてくるクライエントに対する面接とは必然的に異なってくるものであり，医療観察法医療に関わる臨床心理士にとっては期待される役割という意識と同時に戸惑いを覚える大きなトピックである。しかし対象行為の振り返りに関する実践報告は少なく，未だ方法論として十分に共有されているとは言い難い状況である。本事例では細かく課題設定したワークシートによって対象者の変化を促していくことが可能となり，本章に示した方法が一定の効果を示したと言ってよいであろう。本章に示したアプローチは，ワークシートへの記入を求めるという方法で対象者の情緒と思考を一定の方向へ水路づけようとするものである。一定の罪悪感を持ち，再他害行為の防止のための治療意欲を高め，また家族や地域と対象者との間の認識および情緒の温度差を縮めるという，対象者ではなく，強制治療を求める制度の側にある目的に向かうためには，このような対象者を水路づけていくアプローチも必要である。また加害者治療という新たな心理臨床の領域では，今後も求められていく方法であろう。

さて，本章に示した事例の経過では，対象行為について振り返りを求めるアプローチの中で大きな抵抗は見られなかったが，医療観察法の対象者

に自らの加害行為を振り返るよう促す際には，事例によっては強い抵抗や葛藤を引き起こすことも少なくない。次章では対象行為に触れるときに引き起こされる罪悪感の変動と，治療者の関わりとの関係について事例を細かく見ていくことを通して更にこのテーマに関して考察を深めていきたい。

文　献

今村扶美，松本俊彦，藤岡淳子，岩崎さやか，朝波千尋，安藤久美子，平林直次，吉川和男（2007）．心身喪失者等指定入院医療機関における内省治療プログラムの開発．（第2回司法精神医学会大会一般演題抄録）．司法精神医学, 2(1), 97.

角谷慶子（2006）．性犯罪者処遇プログラムと認知行動療法．SST 経験交流ワークショップ，福岡市，2006年7月15日．

藤岡淳子（2006）．性暴力の理解と治療教育．誠信書房，東京．

第5章 罪悪感の扱い方によって生じる展開と行き詰まり
―二事例のセッションの比較から―

1．はじめに

　これまで繰り返し述べているように再犯防止を求める加害者治療であるという特質のため，医療観察法医療における心理的アプローチにとって，対象行為の振り返りは重要であり，そのための方法論が必要となる。第4章では対象行為の扱いに関し，ワークシートを用いて構造化したアプローチを紹介したが，このような構造化したアプローチも含め，医療観察法下の入院医療では，対象行為について一定の罪悪感を持ち，今後の自分の生き方について考えつつ，治療継続によって今後同様の行為を繰り返さないようにすることが重要である。しかし，医療観察法の対象者に自らの加害行為を振り返るよう促し，罪悪感を刺激するような場面では，強い抵抗や葛藤を引き起こすことも少なくない。本章および次章では対象者が行為への罪悪感を持つことをめぐって検討する。まず本章では罪悪感をめぐる葛藤と抵抗について論考するため，以下に2つの事例のそれぞれ1セッションを抽出し，臨床心理士の関わりとの相互作用によって変動する罪悪感をめぐる表出を描く。2つの事例の展開を通じ，対象行為の扱いにおける治療者の関わりと，それによる対象者の罪悪感の変動，その葛藤と抵抗について考察したい。

2．事例1—受容による展開

1）事例1—概要と経過

　以下に二事例の各1セッションを紹介するが，それはいずれも主として対象行為の整理と今後の対策作りに向けて進めてきた個人面接のセッションである。事例1の対象者はF氏，20代男性。対象行為は実母に対する殺人。入院直後から1回約60分の面接を進め，最初の週に4回，以後は週に1回のペースで面接を進めている。

　まず初回の面接において，医療観察法による入院治療であり，そのために病気の治療と事件の防止が必要であることを伝え，事件があって，病気のせいということについてどう思うか，そしてF氏が自分でどんなところが病気だと思うかを筆者から尋ねた。F氏は病気のせいと思う，恨みや憎しみを増幅させて爆発させるところが病気だと思うと答え，初回から一定の自己認識を示した。

　医療観察法病棟では対象者は皆望まない入院であり，本人の治療へのニーズが薄いことも多く，自ら積極的に話す対象者は少ない。しかしながらF氏は例外的と言えるほど自らよく語った。またF氏の語り方は特徴的で，次項に示す8回目の面接まで，各セッションの前半20～30分はそれほど話さず，筆者が質問することに答える程度であるが，時間が進行するにつれ，スローペースながら切れ目なく語るようになるというパターンが毎回続いていた。またF氏が饒舌に語る内容は「恨みや憎しみを増幅させて爆発させるところ」という初回に本人が病気・治療のターゲットとして語った点よりも，被害者となった母および父への恨みそのものであった。筆者は面接初期のプランとして，この両親への恨みを傾聴することを意図し，そのためにF氏が自発的に語らない各セッションの前半には生育歴について順に尋ね，F氏の生育歴を整理するとともにF氏の恨みについての語りにつながることを意図した。そして各セッション後半に出てくるF氏の恨みの語りは否定せずに傾聴した。その中でF氏は父の鼻先

にナイフを突きつけたエピソードを語り，「自分に逆らう者は許さない」「裏切り者には死を」と筆者に言い，独善的で反社会的な面を見せていたが，筆者は関係ができるまではＦ氏の思考を修正せずに語ってもらう方針で面接を進めた。その過程で，以後の治療への転回点となったのが次項に示す第8回のセッションである。

2）事例1―セッションの展開

以下面接でのやり取りを記し，Ｆ氏の発言を「　」で，筆者の発言を〈　〉で引用する。

〈前回は人を殺したりケガさせたりすることに抵抗がなくなったと言っていたけど？〉（ニヤッと笑う）「理性がなくなってきた」〈いつから？〉「今年に入ってから。16歳から一方的に殴るようになったけど，理性がなくなりかける。外で遊んでいる子どもを見ても切りたくなる」〈どのくらいから変わってきた？〉「今年から。去年の秋にナイフで突き刺したりした。今年に入って風邪引いて，お父さんが怒鳴り散らすんで」〈お父さんは今も怒鳴る？〉「今年の春，公園に行ったときに怒鳴った」

それまでのセッションでは生育歴を追って質問することからセッションを始めていたが，このセッションは前回セッションの終わりに表出されたＦ氏の発言から始め，Ｆ氏の恨みの部分の語りに早く入ろうと筆者が促し，それによりＦ氏はこのセッションでは前半から調子よく語った。この質問に対してニヤッと笑ったＦ氏の表情や，「人を殺したりケガさせたりすることに抵抗がなくなった」というようなＦ氏の発言に対し，筆者は偽悪的な冗談の要素の方が強いように感じながら聴いていた。しかしＦ氏は実際に殺人を犯しているため，本気と冗談との判別がつけ難いとも感じていた。

〈今年に入って変わってきたみたいだけど,何かきっかけのようなものはある?〉「なんとなく理性がなくなってきた。サディスティックな面がある。病院でも看護師と2人だけで部屋にいると何か乱暴なことをしそうになる。サディスティックな衝動を感じる」〈怒りはある?〉「怒りはない。相手が恐怖することによって快楽を得る。今は自分で抑えている」

F氏の反社会的な発言がエスカレートしてきた。「サディスティックな衝動」とまで語るが,その一方で「今は自分で抑えている」という発言に,F氏が自分でコントロールしようとしている意欲と統制力を感じ,少し驚きつつ感心した気分で聴いていた。

「18,19くらいのときに通販で武器みたいなのを買いたいと思った。幻覚剤とか。ボウガン,ナイフを20歳のときに買った」〈どうやって買った?〉「雑誌の通販ページで頼んで,代引きで。エアガン,モデルガンも1,2丁買った。ナイフや幻覚剤を買ったときにお母さんとケンカになった。そんなヤクザに育てた覚えはない,と言われた」〈どうしました?〉「殴るよ,と言った」〈そしたら?〉「殴ったら殴り返すからね,と言われた」〈どう思った?〉「腹が立った」

〈そういうのを買おうと思ったのは何で?〉「ナイフ,ボウガンは買いたいと言っていたら,20歳になったら買っていいよ,と言われていた」〈買いたいと言ったのはいつ?〉「19歳のとき」〈19歳のとき買いたいと思ったのは?〉「武器がかっこいいと思ったのは映画の影響」〈何の映画?〉「バトルロワイヤル。戦争映画に感化された。イラクとかビンラディンとかあって,テロリストにあこがれた。バスジャックとかタクシーをジャックして人をたくさん轢いたり。バズーカ砲で警察に撃ち込んだりしてみたい」

F氏の志向がどういう変遷を辿ったのか確認しようとしていくうちに，F氏の反社会的発言がエスカレートし，「テロリストになりたい」など大量殺人への願望を語るまでになってきた。それまで筆者はF氏の志向を否定せず，動機や時期の確認を繰り返していたが，この時点で筆者は大量殺人を肯定するF氏の志向を修正したい欲求に駆られた。しかし，少し待つとF氏の方から筆者が言おうかと考えていた言葉が出た。

　　「テロと単なる暴力は違う。テロというには思想というか夢がある。単なる怨恨殺人とテロとは違う」

　この発言に筆者は大いに驚き，喜び，感心した。これが筆者の頭に浮かんだ言葉でもあり，このことをF氏が理解していることに驚いた。そして何より，大量殺戮を肯定する発言の後，自らその思想を否定する言葉が出たことに驚き，筆者が介入せずともF氏が自ら変化することに喜び，感心した。ここで筆者は思わずF氏の変化を推し進める方へ舵を切り，直面化を行った。

　　〈Fさんの事件は怨恨殺人？〉「……中学のとき旅行に連れて行かれて，その時ケンカして」

　F氏に対し，自分の行為は先の分類の怨恨殺人に当たるのかと問いかけると，F氏はそれに直接は答えず，母への怨恨の部分を語った。

　　「1人暮らししてみたかった。アルバイト面接も3カ所受けた」〈今も1人暮らししたい？〉「今は思わない。人を殺してからもう人と関わるのは嫌だ。田舎の家でひっそりと暮らしたい」〈その田舎の家は1人じゃない？〉「お父さんと」

「人を殺してからもう人と関わるのは嫌だ」，この言葉はＦ氏が初めて見せた罪悪感の表現であった。それまで暴力肯定的な発言が続いていたＦ氏の語りに変化が生じ，罪を背負うことへの思いが語られた。筆者は驚き，感心したが，「田舎の家でひっそり」のイメージを明細化する方向に動いてしまった。Ｆ氏は事件の数年前から引きこもり，父と２人の生活を送っていた。その生活の中で父への暴力が繰り返されていたのだが，「田舎の家でひっそり」が父と２人であれば事件前との差はなく，現世欲を捨てて隠遁（いんとん）するような発言をする一方で，そこまではできないことが表明された。

このセッションはここまでで終了するが，筆者はこのセッションでの「人を殺してからもう人と関わるのは嫌だ」との発言を足がかりに，以降はそれまでの受容中心の態度から，積極的に認知行動療法的アプローチを用いて暴力を防ぐための対策を作っていく方向に面接を誘導した。父への暴力のサイクルの作成と共有，思考修正法などによって怒りと暴力を防止することを主題にした面接へと続いた。

3）事例１―考察

前項に述べたように，提示した第８回のセッションの最後のＦ氏の「人を殺してからもう人と関わるのは嫌だ」という言葉から以後の治療が進展した。それまでのセッションではＦ氏が自分の暴力について罪悪感を語ることはなく，「僕に逆らう者は許さない」といった幼児的な自己中心性と万能感が繰り返し表現されていた。それはこのセッションでの「テロリストにあこがれた」と大量殺戮を願う言葉で極まった。罪悪感の否認，反社会的な対象への同一化と万能感，これらは罪悪感を引き受けられない状態での分裂的機制（Klein, 1946）とも解釈でき，佐藤（2006），松木（1996）も指摘するように抑うつ的な構えで罪悪感を引き受け，持ちこたえることができずに分裂的機制によって排除していると理解できる。しかしＦ氏の罪悪感の排除は「単なる怨恨殺人とテロは違う」との自らの言

葉によって修正される。「怨恨殺人」とはこの時に初めて使われた言葉であり，筆者から〈Fさんの事件は怨恨殺人？〉と問いかけずともF氏は自らの行為を「怨恨殺人」と意味づけ，万能感の喪失と罪悪感の受容を始めていたのであろう。このような万能感の喪失と罪悪感の受容が始まる直前が「テロリストにあこがれた」という反社会的対象を肯定し，同一化しようとする発言の極みであることも興味深い。膨張していく自己像が極限まで来た時点で収縮が始まっているようにも見える。

　この箇所と同じような動きを見せているのが，その前にある「病院でも看護師と2人だけで部屋にいると何か乱暴なことをしそうになる。サディスティックな衝動を感じる」という言葉に続くくだりである。この言葉においても反社会的あるいは偽悪的な態度が1つの極みを見せている。その時筆者はそれほど脅威に感じなかったこともあるが，淡々と〈怒りはある？〉とF氏の衝動をアセスメントするための質問を行った。それに対しF氏の言葉は「怒りはない。相手が恐怖することによって快楽を得る」と更に反社会的な自己像の膨張を見せたが，それに続いて「今は自分で抑えている」と反社会的な自己像の収縮を見せ，逆に自己コントロール，自ら変化を志す動きをしていることを表明した。

　このようにF氏が反社会的自己像の膨張の後に自ら収縮・修正する動きを見せるのに対し，筆者がF氏の動きに任せずに〈Fさんの事件は怨恨殺人？〉と直面化を促してしまうと，逆にF氏は再度母への恨みを語り始めた。追えば離れる，という状態である。その後は「1人暮らししてみたかった」という発言から，その後の引きこもり期間を経た現在の意思を確認しようと筆者が〈今も1人暮らししたい？〉と尋ねたところで「人を殺してからもう人と関わるのは嫌だ」との罪悪感の表現が始まった。このとき筆者は，F氏の比較的行動的だった中学時代とその後の引きこもりを経た現在との対比を考えていたのだが，予想外にも事件を起こしたことによる自己像の変化が引き出される。こうして，筆者が変化を意識して直面化に傾くとF氏は離れ，膨張する自己像を否定せずに受け入れている

とF氏自からの変化が兆す。このやりとりのバランスはMillerとRollnick（2002/2007）が『動機づけ面接法』において，葛藤状況にある人のどちらか一方に変化するよう他者から働きかけると，他者からの介入に抵抗してもう一方の側に変化しようとする力が強くなると語っているが，このセッションでの筆者とのやりとりの中でF氏が見せた反応は，まさに筆者が変化を迫るとF氏が回避し，筆者がF氏の回避を受容すると変化に傾くという変化への動機づけのプロセスが表れていると言えよう。

3．事例2―直面化がもたらす回避

1）事例2―概要

　もうひとつの事例，G氏は40代男性，対象行為は実母に対する殺人。疾病否認と対象行為の否認が入院当初から続いていた。対象行為時は実母と2人で生活していて，外部との接触のなかった10日間の間に実母が死亡しており，状況証拠によってG氏の犯行と認定され，医療観察法の申し立てになった。

　入院翌日から面接を行い，〈事件についてGさんの見たものを教えてほしい〉と筆者から尋ね，ある晩に母と口論し，もみあったこと，およびその前後の生活状況について3セッションにわたって尋ねた。しかしながら3回の面接の後G氏から面接を拒否されるようになり，2カ月間面接中断。G氏は抗告（医療観察法入院命令に対する不服申し立て）・再抗告（不服申し立ての上訴審）を行い，入院治療を受け入れようとしなかったが，入院から約3カ月後に「再抗告の結果が出てからだと，ゼロからのスタートになるので，同時並行で心理面接とか進めた方がよいのじゃないかとDrにも言われた」と面接希望。以後週に1回の頻度で面接を続けた。面接再開後は本人の不満を語ってもらうことを意図し，G氏が不満に思っている会社の退職までのエピソード，過去の入院のエピソードなどを中心に質問して話してもらった。しかし疾病と対象行為を認めることにはつな

がらず，また話が拡散しやすい状態が続いた。
　次項に紹介するのはＧ氏入院から約半年後のセッション。対象行為日＝母の命日から１年経つことをきっかけに，再度対象行為の過程の整理を筆者が試みるが，うまくいっていない。先に紹介した事例１とは対照的に，次項に示すセッションの行き詰まりから，動かないセッションについて考察したい。

2）事例２—セッションの展開
　以下面接でのやりとりを記し，Ｇ氏の発言を「　」で，筆者の発言を〈　〉で引用する。

　　〈私うっかりしていましたけど，事件から１年経つんですね〉「そうですね，１年過ぎましたね」〈一周忌も過ぎた〉「そうですね」

　Ｇ氏との面接過程では，対象行為の否認が続いているため，再他害行為防止のために対象行為の過程を整理して対策を作る，というプロセスに乗せられないでいた。このセッションでは，一周忌という話題を足がかりに，対象行為の整理を試みようと筆者からまずアクションを起こした。〈私うっかりしていましたけど，事件から１年経つんですね〉との筆者の発言は奇妙かもしれないが，この面接の日は対象行為日から２週間以上過ぎていて，筆者が対象行為日のアニバーサリーを再度事件に触れるきっかけにしたいと考えていたところが，筆者が対象行為日を過ぎてから気づき，それでもアニバーサリーに強引に触れようとした筆者の動きが表れている。この冒頭の発言から，筆者がなんとかしてＧ氏に対象行為のプロセスを語ってもらおうという焦りが表れている。

　　〈一周忌は何かされたんですかね？〉「私はここにいるから分からないですけどね。妹が何かしているか」〈Ｇさんの心の中で何か？〉「地

元のことは忘れているからね。○月○日にここに来たから，もう半年経つんですよね。退院請求しているんですけどね」

筆者は一周忌の話題からG氏の罪責感を刺激することができないかとG氏に挑んだ。「ここにいるから分からない」との回避的な発言に筆者は苛立ちを覚え，〈Gさんの心の中で〉と更に迫った。するとG氏は「地元のことは忘れている」と更に回避的になった。

〈退院請求にはどんなふうに書かれました？　理由は？〉「まあそれは壁屋さんも並行して進めた方が早いと言われたんで，並行しているんですけどね。裁判官に釈放と言われたのは関係ないんですか？」〈抗告・再抗告と却下されているんで，決定はひっくり返りませんからね。退院請求は，決定は認めるが今はもう入院の必要がないということで，病気の治療ができている，継続できる，事件の振り返りができている，今後の対策ができている，ということを理由に書いたらよいと思うんですけど。(書いて示す)事件とかはどうですか？〉「分からないところが多いからね」

G氏が触れた退院請求の話題から，筆者は足がかりを一周忌から退院請求の話題に換えつつ，G氏に更に挑戦し，退院請求の文言という理屈から事件の振り返りを求めた。G氏は「分からないところが多いからね」と更に回避的になった。

〈もみ合ったところまでですよね。それで気がついたら亡くなっていた〉「そうですね。命日は×月上旬ということになっているんですけどね」〈もみあった×月△日か△＋1日から警察が突入した日までの1週間くらいの間ですよね〉「そうなんですけど」〈その間Gさんは家から出てないんですよね〉「ええ」〈誰も入ってきてないんですよ

ね〉「入ってきてないですね」〈お母さんも家から出てませんよね〉「そうですね」〈じゃあ△日か△＋１日にもみ合ってから見つかる日までの間，たぶん△＋１日か△＋２日には亡くなっているんじゃないですかね〉「訪問看護が来てね」〈訪問看護が来たのはもみ合う前ですよね〉「そうです」〈鑑定書では（示す）×月△−１日になっていますね〉「警察が嘘書いていますね。×月△日のはずです。×月△＋３日には議員に電話してますもんね。だから言い合ったんが△日から△＋１日の未明，０時前後までですね。だから訪問看護は△日でないとおかしい。訪問看護が来て病院に入れることも含めて言ったから晩に言い合いになった」〈それで△＋３日に電話したんですか？〉「△＋２日にも電話しました」「だいたいむちゃくちゃされているんですよ。今まで何回も警察と精神病院がグルになって入れられたから」

取り調べのような応答になってしまっているが，この時筆者は対象行為時の事実をＧ氏の言葉として引き出そうと躍起になっていた。そして事実確認から行為の同定に進めることを期待していたわけである。このとき既に入院から半年経っていたが，事件後の議員への電話の話は初めて聴いたことでもあった。そのため新たな事実を引き出せたとして筆者は少し進んだように感じた。しかしながら，次のセッションで筆者は対象行為の経過について整理することを更に推し進めようとしたが，進展はほとんどなく，同じようなやりとりがぐるぐると繰り返されることが続いた。

３）事例２─考察

それぞれ１セッションを取り出して比較すると，事例１と事例２のセッションの差は一目瞭然である。そしてその差は対象者の差もあるが，それ以上に筆者の対応によってもたらされている。事例２における筆者のつまずきは，事例１との対比によってより鮮明となる。

事例２のセッションでは，筆者はＧ氏が対象行為の経過について語る

ことを求め，それを回避しようとするG氏との間に対立的な関係が生じている。あたかも取調室で自白を促そうとする刑事と，質問をはぐらかして身を守ろうとする被疑者との関係である。事例2で面接状況が動かなくなっているのに対し，事例1ではF氏の膨張していく反社会的な語りを筆者が否定せずに聞いていると，自ら膨張した自己イメージの収縮と修正がなされ始めた。事例2ではG氏の回避的な態度に筆者が苛立ち，追及し，G氏が更に回避的になるという悪循環に陥っている。事例2のG氏が疾病否認と対象行為の否認が続いており，対象行為への過程を整理して対策を作るという枠組みにつなげ難いことから筆者が焦りを感じていることも確かである。結果的にG氏に対して筆者は逆転移を起こして迫害対象になっている（松木，1996）と言える。F氏が膨張した後に自ら修正したように，G氏が回避・否認を続けた後に自ら罪の受容を始めるかは不明であり，また筆者がそう思えないためにG氏の回避を受容できないでいるのでもあるが，少なくとも筆者が追及を続ける限りG氏の回避が繰り返されると予想できる。

　二事例の1セッションのやりとりを詳細に追って比較することにより，どのタイミングで変化が始まるか，また治療者のどのような介入のときに変化が促進され，また変化が阻害されるか明らかにすることができた。医療観察法病棟において罪を犯した対象者が妄想—分裂的な構えから罪を受容し抑うつ的な構えに移行するのは，治療者が罪の受容を迫ったときではなく，逆説的にも対象者の妄想—分裂的な構えを受容したときであった。この二事例の1セッションの比較から，対象者の変化にとっての治療者の受容の効果が再確認された。

4．治療者の意識と治療構造の影響

　1セッションのやりとりを細かく見ていくことによって，筆者の対応によって生じる対象者の側にもたらされる変化と治療展開の違いが鮮明にな

った。これはセッションのやりとりに認められる，対象者の反応という客観的な差異である。

　次にもう一歩議論を進め，この客観的な差異を生じさせた筆者の対応の源，筆者の主観を考えてみたい。事例2では筆者による直面化とG氏の回避，更に筆者からの直面化という悪循環に陥って，面接の行き詰まりを呈しているが，このような状況に陥ってしまった大きな要因として，面接構造が医療観察法に基づく入院治療によるものであり，担当臨床心理士の役割として対象者とともに事件を振り返り，事件に至った状況と要因を整理し，今後の対策を作らないといけないと筆者が考えていることがある。つまり前述のように医療観察法の入院対象者は，外来面接でのクライエントとは異なり，自分自身が困っていて改善したいというニーズを持って来所するわけではない。その反対に治療者の側に対象者を変えようというニーズがある。筆者の側に一方的に対象者を変えたいというニーズがあることが通常の心理面接と異なる構造をもたらし，特に事例2における筆者の焦り，G氏への押しつけがましい態度へとつながっている。そして前項に述べたように，その結果として筆者による直面化─G氏の回避というパターンの悪循環に陥ってしまった。

　ここでまた2つの事例の比較によって考察したい。治療者にニーズがある医療観察法下の治療という構造は2つの事例で共通しているが，2つの事例の展開は異なる。事例2で筆者が繰り返し直面化を迫ったのに対し，事例1ではF氏の反社会的な発言を受容的に聴くことができた。筆者はG氏の回避的発言に対して焦燥感を感じた一方，F氏の反社会的発言には脅威を感じず，焦燥感も感じていない。2人の違いは，面接導入時から明確にある。G氏が対象行為と疾病を否認しているのに対し，F氏は対象行為を認め，「恨みや憎しみを増幅させて爆発させるところが病気」と対象行為につながった自分の特性を初回から認めていた。またG氏が対象行為以前のことは語りたがらず，対象行為以後の逮捕から入院の過程への不満をもっぱら語るのに対し，F氏は対象行為以前の両親への恨みを積極的

に語った。筆者はF氏が語る両親への恨みは，対象行為の動機につながる部分として，また治療関係を築いて，後に他害行為防止のための治療を行うためのステップとして受け止めていた。しかしその一方で筆者はG氏の対象行為以後の経過への不満を，現在の治療状況への不満・拒否感として聴き，受け入れ難く感じていた。F氏が反社会的な発言をする際，筆者が脅威を感じていなかったと述べたが，それはF氏がニヤッと笑う表情を偽悪的，あるいは筆者の反応を試す一種のアピール行動のように感じ，恨みなどの否定的な面も含めて情動を語るF氏に関係の深まりを感じていたからでもある。反面，G氏が逮捕から入院までの過程の不満を繰り返し語るのに対しては，筆者は非常に浅く感じ，治療関係が深まらないと感じ，焦燥感を強めていた。これは再他害行為の防止という治療目的（＝治療者側のニーズ）の枠内で筆者が面接を捉え，対象者の応答に対して許容範囲を無自覚に作り上げていたのであろう。すなわち筆者の中で対象行為を認めたF氏の反社会的な発言は許容範囲であり，G氏の対象行為の否認と，逮捕から入院までの経過への不満は治療状況を否定するものとして許容範囲外と認識したために受容し難く感じたと思われる。

　さて，問題はこの許容範囲である。心理面接において対象者の語りに治療者が許容範囲など持つべきでなく，対象者の語りは全て受け入れるべきか。本書において筆者は「クライエント」「セラピスト」という表現を避けているが，医療観察法の医療を受ける者は自ら来談した「来談者」ではなく，警察介入によって強制的に連れて来られた人である。医療観察法の現場では，法に基づく医療の対象となった者という意味で単に「対象者」と呼ばれる（厚生労働省，2005）が，やはり治療のニーズは対象者ではなく制度の側，治療者の側にある。最終的には「病状の改善及びこれに伴う同様の行為の再発の防止を図り，もってその社会復帰を促進することを目的とする」（医療観察法第1条）という法の目的に向かって治療を進める必要がある。厚生労働省によるガイドライン（厚生労働省，2005）によっても，対象者が治療の同意をしないときは動機づけ面接法などによって対

象者の治療意欲を引き出すことを求めており，治療意欲がなければ退院して処遇終了にしてよいとはならない。筆者は今後G氏に対し，逮捕から入院となった経緯への不満も含めて情緒を伴う語りを引き出す必要があると考えるが，他害行為をすることも本人の自由とは考えられない。

　以上の考察は，2つの事例における筆者の内的過程の比較によって認識された事柄であり，また医療観察法による強制治療という枠組みによって生じた問題である。外来での面接で，対象者のニーズと治療者のニーズが一致しているときにはこのような問題は生じないであろう。無論，筆者がG氏の対応を許容範囲外と感じて受容できなかったために治療の行き詰まりを招いているのであるが，治療構造から生じたバイアスの影響であり，このようなバイアスは医療観察法病棟だけに限らず，他の矯正施設や児童相談所など多くの現場で生じ得るものでもあろう。

5．おわりに

　本章では1セッションによる事例研究，2つの事例の1セッションの比較を通じ，3つの考察を行った。まず1つは罪悪感の受容を始めて治療に向かうプロセスと，そのプロセスにおける治療者の応答について考察した。変化を迫ると対象者は回避し，対象者の妄想—分裂的な構えを受容したときにこそ対象者の罪の受容が始まることが見出された。次に治療者の対応から生じる面接の行き詰まりを考察し，直面化を迫るほど対象者の回避が繰り返されることが2つの事例の対比から浮き彫りになった。最後に治療者と対象者が異なるニーズを持つ強制治療の構造によって治療者にバイアスと許容範囲を生じさせ，面接を困難にしていることが認められた。以上の考察は，2つの事例の1セッションのやりとりを細分化して対象者の応答を客観的に分析すること，および治療者の態度をもたらした主観を分析することによって得られたものである。上記のセッションの展開を，筆者の治療技術の未熟さと言うこともできようが，ここから罪悪感を刺激

されたときの対象者の反応のありようとして，治療者の構えおよび応答が対象者に与える影響として考えることで今後の治療への示唆が得られる。筆者の失敗を他の加害者治療に携わる臨床心理士にも役立ててもらいたいし，それ以上に医療観察法医療や他の加害者治療に携わる他職種にも役立ててもらいたい。なぜなら，医療観察法医療においては，第3章の役割分担に示したように，医師や看護師等他職種も対象行為について触れ，しばしば対象者の罪悪感にも触れるからであり，矯正施設では法務教官等の他職種も加害行為の罪悪感に触れるであろうからである。そして，このような面接は臨床心理士の独占業務ではないが，面接の細かいプロセスを分析して理解することは臨床心理士に得意な手法のひとつであるからである。

　加害行為の罪悪感の扱いは，医療観察法医療において非常に重要で，かつ困難を生じやすいテーマである。前章に構造化したアプローチ，本章に1セッション中の展開と対象行為の振り返りと罪悪感の変動について考察してきたが，更に次章で罪悪感の性質について論考を深め，加害者治療において加害行為の罪悪感に触れるときに生じてくる対象者の反応，また罪悪感を扱う方法とその留意点について考察を重ねたい。

　本章は『創造の臨床事例研究』にて「ワンセッションによる事例研究」として執筆した論文に加筆・修正したものです。ワンセッションによる事例研究をご教示くださり，転載の許可を頂いた藤原勝紀先生，山川裕樹先生ならびに研究会諸氏にこの場を借りてお礼申し上げます。

文　献

Klein, M. (1946). 小此木啓吾，岩崎徹也　編訳 (1985). 分裂的機制についての覚書. メラニー・クライン著作集4　妄想的・分裂的世界. 誠信書房，東京，pp.3-32.
厚生労働省 (2005). 入院処遇ガイドライン.
松木邦裕 (1996). 対象関係論を学ぶ. 岩崎学術出版社，東京.
Miller, W. R. & Rollnick, S. (2002). 松島義博，後藤恵　訳 (2007). 動機づけ面接法　基礎・実践編. 星和書店，東京.
佐藤克 (2006). 非行少年の対象関係をめぐる一考察　補導委託を行った事例から. 心理臨床学研究, 24(1), 12-20.

第6章 罪悪感についての一考察

1. はじめに

　先の第4章では対象行為の扱いに関し，ワークシートを用いて構造化したアプローチを紹介した。第5章では面接の1セッション中に見られる罪悪感の語りの変動から，治療者の対応によって罪悪感の受容を促進することもあれば，逆に抵抗を強めることにもつながることを論じた。本章では更に罪悪感の性質についての論考を深めたい。

　繰り返しになるが，医療観察法下の入院医療では，対象行為の振り返りと内省が重視されており，医療観察法医療において多職種によって評価される共通評価項目にも〈内省・洞察〉という下位項目がある。しかしながらその対象行為や他害行為の内省について，他職種からは「内省が甘い」といった表現がなされ，しばしば「反省」と混同される（今村ら，2007）。そして，ともすると他害行為の反省を促すこと自体が目的化してしまう。筆者の勤務する病棟では入院対象者による職員への暴力が繰り返されることで，看護師間に上記のような風潮が生じることがあった。ある事例で，暴力のために隔離され，隔離中に看護師が介助したときに再度暴力を振るったことがあった。この対象者はその暴力のために拘束されたが，拘束中の対象者は，交代で付き添う看護師に拘束されて苦しいと話す。そのたびに看護師は「どうして拘束になったと思うの？」「あなたが暴力を振るったから拘束になったのでしょう」と繰り返した。その日のうちに4人の看

護師がそれぞれ交代で付き添い，そのたびに対象者は同様の話をし，交代した看護師は同様に対象者の暴力を非難した。その数日後にこの対象者は，上記のような暴力の追及をした者とは別の看護師に暴力を振るった。暴力が振るわれると職員に陰性感情が起こり，対象者を追及しようとする風潮が生じる。しかしそれは「反省」にも「内省」にもつながらず，次の暴力を引き起こしかねない。第1章に挙げたように，医療観察法の目的は「社会復帰」であり，その最終目的のための中間目的として「病状の改善」と「再犯の防止」とを据えるものであることを鑑みると，対象行為の「反省」あるいは「内省」は「同様の行為を起こすことなく社会復帰」（医療観察法第1条）という目的のための手段にすぎない。この手段であるべき「反省」や「内省」が目的化してしまうと，治療の方向を見失うことになるが，医療観察法医療ではこの危険性をはらんでいる。

　先の第5章では2つの事例における1セッション内の罪悪感の扱い方による展開と行き詰まりについて論じた。上記のように対象行為の振り返りと「内省」を進めようとしたとき，罪悪感の性質によって治療者の意図とは反対にKlein（1946/1985）の分裂的機制に振れ，逆に対象者の妄想―分裂的な構えを受容したときに対象者の罪の受容が始まることがあると論じた。本章では，更に他の症例や先行研究を概観しつつ，罪悪感の性質についての論考を進めたい。

2．医療観察法入院医療で観察された罪悪感の様相

1）直面化が引き起こす行動化

　ここである事例を挙げる。事例H氏は対象行為の強姦未遂とは別に，過去に警察介入にまでは至らなかったが女性に無理やり抱きつくという性暴力を繰り返していたことが筆者との面接経過の中で語られた。そこで筆者はH氏の性暴力の振り返りのためにこれまでの性暴力のリスト作りに取り掛かった。また併せて疾病教育のグループに導入した。まさにそうし

図 6-1　性暴力の悪循環

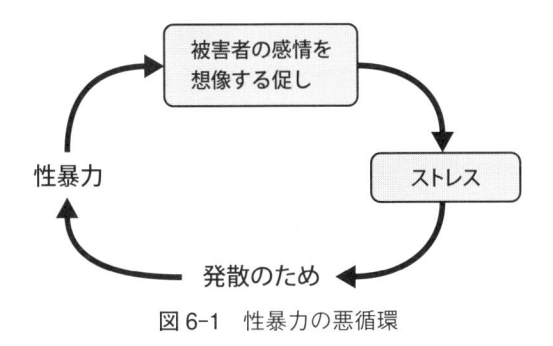

て治療プログラムを増やしていった時期に，女性職員に抱きつくという最初の院内性暴力行為を行った。

　この院内性暴力の後，行為による被害者スタッフの感情を推測するワークシートを筆者が作成し，対象となった職員の気持ちを想像するワークを進めた。しかし対象者は被害者スタッフの感情を推測することができず，自らの性暴力行為を合理化するような回答を行ったため，筆者は再考を求めた。またその同時期に，別の女性スタッフに突然抱きつくという2度目の院内性暴力に及んだ。

　その後筆者は2度目の院内性暴力に対し，対象となった職員の気持ちを想像するワークを週3～4回と頻度を上げて行ったところ，また別の女性職員に抱きつくという3度目の院内性暴力に及んだ。

　H氏の3度の院内性暴力のプロセスを見ると，筆者がH氏の行為の振り返り，特に罪悪感の喚起を意図して行った直面化が本人にとっての負担の増加，ストレスとなり，ストレス解消のため次の性暴力を結果として引き起こしていた。図6-1のように，筆者の介入は治療教育のつもりが次の性暴力を生む悪循環になってしまっていた。この事例から明らかなことは，本人が耐えられない罪悪感の強要は逆効果となり得，場合によっては治療者による直面化が次の行動化を生んでしまうこともあるということであった。

2）罪悪感の往復運動

　別の事例I氏，これも病棟内での暴力のエピソードである。I氏は幻聴もあり職員がみんなで自分の悪口を言っていると思い込み，I氏が特に悪口のひどいと考えた職員の1人を殴った。I氏の暴力後，筆者が面接を持つと「自分は暴力を振るったが，みんなで悪口を言うのも同じかそれ以上にひどいことだ！」と訴えた。そして筆者が暴力はいけないと伝えると「悪口をみんなで言う方が悪いんだ！」と繰り返した。筆者がしばしの沈黙の後，〈……いや，手を出したらいかんと言おうかと思ったんですけど，……自分がいじめられていたときも似たようなこと考えていたような気がしますね〉と返すと，I氏は静かに「申し訳ないことをしました」と態度を変えた。

　このやりとりでは，当初I氏は自分が暴力を振るったことよりも，（現実か症状かにかかわらず）自分が被害を受けたということへの怒りで満ちていたが，筆者による加害者の側の心情への共感から罪悪感の表明に転じた。これは先の第5章でF氏が見せた動きに共通している。

　この後の経過で，I氏に暴力を受けた職員は被害感情が収まらず，病棟に勤務しながらI氏との直接対話を拒否し，I氏を病棟内ホールで見かけたときはI氏を睨みつけた。その経過においてI氏は筆者との面接の場で，職員に対して暴力を振るって悪かった，二度と暴力は振るわないという言説は一貫していたものの，時として対象となった職員を「嫌い」と表現し，またあるセッションでは「自分が悪口を言っていたくせに！（謝罪の機会は与えられなかったが）もし自分が謝れと言われたら，自分が怒鳴りつけそうだ！」と対象スタッフへの怒りを見せた。しかしこの攻撃性の表現は続くわけではなく，間歇的に表現された。このI氏の罪悪感と攻撃性の表現は，直接の謝罪や対話の場を持つことをせず，対象スタッフが恨みに持つ態度を示し続けたことで，罪悪感と攻撃性に揺れ動く往復運動のように現れた。

　第5章のF氏でも，引用したセッションの後の経過で，「あの時お父さ

んがああしてくれていれば〜」「お母さんがああしなければ〜」といった責任回避ともとれる発言が時折みられ，また別の日には「事件を起こしてしまって，自分はこれから〜」と罪悪感と今後の決意表明を含む発言をした。

他の事例，J氏も母親への殺人を犯したが，「申し訳なかった」という話がしばらく続くと，「あの時母が，父がああしてくれていれば〜」と他罰的な発言が聞かれるようになり，その後また罪悪感を表明するというふうに，罪悪感を示す時期と他罰的で責任回避的な発言をする時期とが交互に現れた。

このように罪悪感を引き起こそうとする治療者の働きかけから回避や行動化につながる事例，あるいは罪悪感を語る時期と他罰的で責任回避的な発言をする時期とを反復する複数の事例がある。次項では先行研究と照らし合わせ，これらの事象の意味するものを考察したい。

3．罪悪感に関する先行研究

1）精神分析における罪悪感

罪悪感に関する研究は羞恥心や共感性との関連においてその特性を研究したもの（久崎，2003；有光，2006；高井，2004），尺度を作成したもの（有光，2002）など，近年も研究が続けられている。しかし上述した医療観察法入院医療で観察された罪悪感の様相について理論的な記述が得られるのは精神分析による先行研究である。

精神分析における罪悪感の発達に関する理論は松木（2002）によってまとめられている。松木（2002）によると，健康な情緒としての罪悪感は，罪悪感という情緒が成熟していき，それがコンテインドとして，罪悪感を持つ能力を備えてきた自己というコンテイナーに包まれることで，適切に罪悪感という感情として実感されるようになる。一方で自己が未熟であるゆえに，ひどく懲罰的で破壊的なものと自己に体験される場合，あるいは

自己がいくらか発達を遂げていてもコンテインドである罪悪感が実際に強烈すぎる場合には，迫害的罪悪感という形でこころから排泄される。一方で罪悪感情を消化できるほどに成熟した自己の中に，順当に発達した，あるいは自発的に持ち込まれた罪悪感は，抑うつ的な罪悪感として，現実吟味を伴っている自責の感情として体験される。そしてこの罪悪感の成熟過程は流動的で，進退を繰り返しながら成熟していく。

　松木（2002）によってまとめられた，自己の発達により，自己というコンテイナーの中で体験することのできる「抑うつ的な罪悪感」と，自己の未熟あるいは強烈すぎるために排除される「迫害的な罪悪感」という2つの対比は，先に列挙した事例，Ｆ氏，Ｉ氏，Ｊ氏に見られた罪悪感の表明と，責任回避あるいは攻撃的・誇大的な表現との反復に符合し，彼らは「抑うつ的な罪悪感」と「迫害的な罪悪感」との間を揺れ動いて反復していたと見ることができる。実際，医療観察法医療の対象者の抱える罪は重大な他害行為であり，上記のＦ氏，Ｇ氏，Ｊ氏はそれぞれ殺人を犯している。松木（2002）の言う「自己がいくらか発達を遂げていてもコンテインドである罪悪感情が実際に強烈すぎる」状態になりやすいと考えられる。コンテイナー＝容器という構成概念であるが，第4章に示したアプローチ等，医療観察法医療においては対象者が罪悪感を抱えておくように促すが，それぞれの対象者のコンテイナー＝容器に入る量を超えると，コンテイナー＝容器からあふれ，迫害的罪悪感として排除されるという，コンテイナー＝容器の容量の違いという類比で捉えると上記の事例の往復運動がイメージしやすい。Ｉ氏はスタッフに対する暴力の罪悪感をいったんコンテインし，コンテイナー＝容器に納めたが，被害を受けたスタッフが睨みつけ，また謝罪の場が与えられずに時間が経過する中で罪悪感がコンテイナー＝容器からあふれて怒りへと転じたと理解できる。Ｆ氏とＪ氏は対象者自身による罪悪感の語りを通じて自ら罪悪感に向き合う過程で，時折罪悪感をコンテインできなくなり，迫害的罪悪感に対する防衛的な態度をとったと見ることができる。そして対象行為を否認し続けたＧ氏，および

罪悪感を刺激されると行動化に至ったH氏は，自己の未熟さもありコンテイナー＝容器に抱えられる罪悪感の量が小さく，罪悪感を持つ能力（Winnicott, 1958/1977）が不十分で，罪悪感を受け取ることができなかったと考えられる。

　このように松木（2002）は「抑うつ的な罪悪感」と「迫害的な罪悪感」という類型を行い，筆者の経験した医療観察法入院医療での対象者の罪悪感の動きと一致したが，類似した罪悪感の類型を小此木（2001）は「許され型・償い型の罪悪感」と「処罰恐怖型の罪悪感」として記述している。「罰を恐れる恐怖心があまりにも強くてどうしてよいか分からなくなると，罪を犯した人は，どこかへ行ってしまいたい，逃げ出したい，あれは別の人がやったのだ，というふうに思いたい気持ちに駆り立てられる」，この型の罪悪感を「処罰恐怖型の罪悪感」と記述し，「良心の呵責に耐えかねて自分を責める，何とか償いたいという罪悪感」を「許され型・償い型の罪悪感」として記述している（小此木，2001）。この類型も罪悪感を持つコンテイナーによって抱えられた罪悪感と，そこからあふれた罪悪感として見ることができる。

2）罪悪感の効果に関する実験

　臨床実践からの罪悪感に関する理論は精神分析が先んじているが，一方で罪悪感の性質についての実証研究も行われており，安藤（2001）やJanis（1969/1984）によって詳細にレビューされている。そのうちZemach（1966）による実証研究は罪悪感惹起の効果についての研究として取り上げられている。Zemach（1966）の研究では，大学生を公民権運動に募集するパンフレットを用い，喚起させる罪悪感の強さを3段階に分けたところ，中等度に罪悪感を喚起させ，責任を個人にあまり押しつけない内容のパンフレットを読んだ学生が，弱い罪悪感や非常に強い罪悪感を引き起こすパンフレットを読んだ学生よりも公民権参加運動に応募する気持ちを持ち，中等度の罪悪感喚起が関連する態度の修正に効果的であったことが見

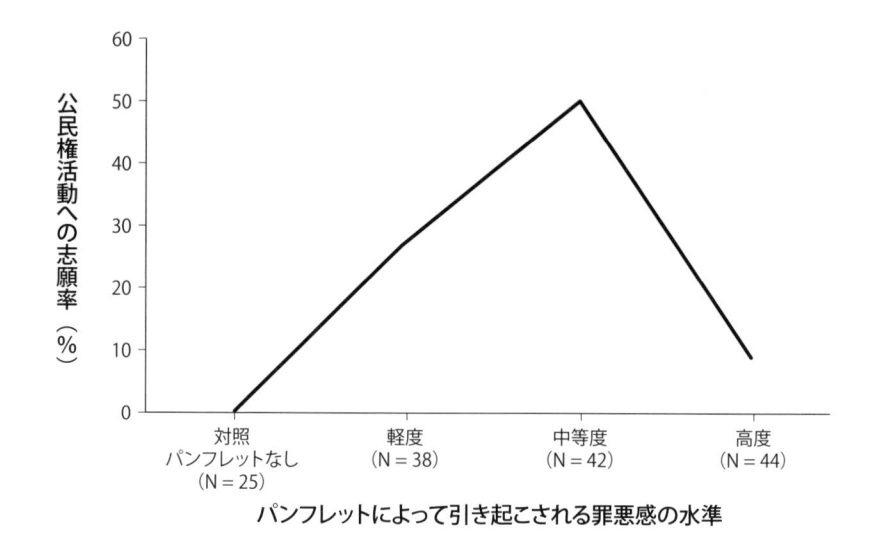

[グラフ: 縦軸 公民権活動への志願率 (%) 0〜60、横軸 パンフレットによって引き起こされる罪悪感の水準。対照 パンフレットなし (N=25)、軽度 (N=38)、中等度 (N=42)、高度 (N=44)]

図 6-2　公民権についてのパンフレットによって大学生の間に生じた罪悪感の水準と公民権活動への参加との間の関係
Janis（1969/1984）―Zemach（1966）を改作―より

出された（図 6-2）。

　Zemach（1966）と同様に罪悪感アピールの実験的研究をしたものに，CoulterとPinto（1995）によるものがある。CoulterとPinto（1995）は就業している母親60名を無作為にグループ分けし，3段階の罪悪感を喚起するパンあるいはデンタルフロスのパンフレットを与えた。3段階の罪悪感条件に応じたデンタルフロスのパンフレットのコピーを表 6-1 に挙げる。表 6-1 および類似の3段階の罪悪感を喚起するパンのパンフレットを用いて，引き起こされた感情を被検者が7段階で評定した平均が図 6-3 のグラフである。CoulterとPinto（1995）の研究では罪悪感アピールによる購買欲求に有意差は認められなかったが，刺激条件と被検者に体験される罪悪感との関係では，刺激条件として中程度の罪悪感喚起条件の時に被検者の罪悪感が高くなるという逆 U 字型の関係が認められ，Zemach（1966）と同様の結果になっている。

第 6 章　罪悪感についての一考察　75

表 6-1　Coulter & Pinto (1995) による罪悪感アピールの言葉

罪悪感アピール	絵	コピー
低罪悪感条件	笑顔の男児	「子どもの歯をきれいに保つのは簡単」と言っていた人は，冗談を言っていたのでしょう。それはフロスイット（商品名）の仕事です。フロスイットを買いましょう。このデンタルフロスはきれいな歯の点検と健康な歯，そして生涯続く笑顔の鍵です。フロスイット」
中罪悪感条件	母親と男児	「子どもの歯のケアをおそろかにする母親……その母親の子は自分の歯をおろそかにします。あなたが子どもの歯の健康を形作るのです。だからあなたの家族をダメにしないでください。フロスイットを買いましょう。このデンタルフロスはきれいな歯の点検と健康な歯，そして生涯続く笑顔の鍵です。フロスイット」
高罪悪感条件	憂い顔の母親	「あなたの子どもが健康な歯と歯ぐきでいられるようにするのはあなたの責任です。それはあなたにかかっています。間違いを犯してはいけません。きちんとしましょう！　フロスイットを買いましょう。このデンタルフロスはきれいな歯の点検と健康な歯，そして生涯続く笑顔の鍵です。フロスイット」

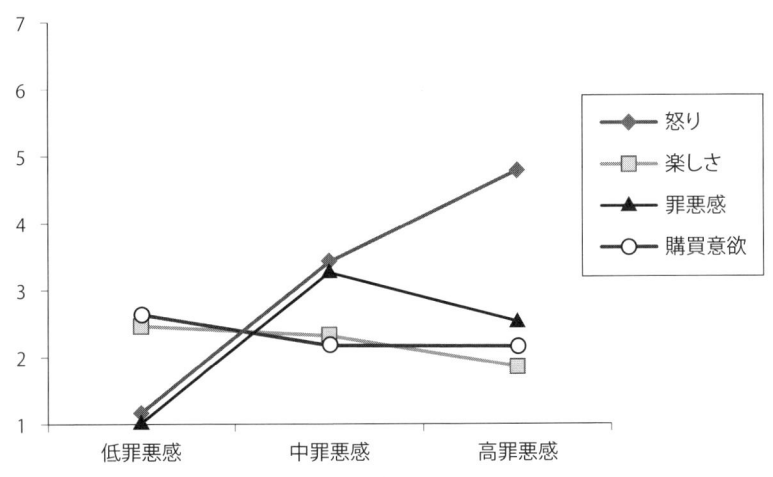

図 6-3　罪悪感が感情および購買意欲に及ぼす影響
Coulter & Pinto, 1995

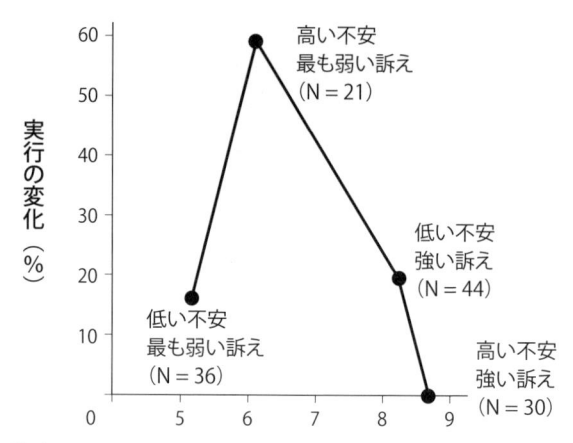

[図: 歯の衛生についての情報伝達による実行の変化(%)のグラフ。横軸5〜9、縦軸0〜60%。プロット点:低い不安・最も弱い訴え(N=36)約16%、高い不安・最も弱い訴え(N=21)約59%、低い不安・強い訴え(N=44)約20%、高い不安・強い訴え(N=30)約0%]

図6-4 歯の衛生についての情報伝達によって生じた情動興奮の水準と，勧告の受容性との間に観察された関係
Janis & Feshbach, 1954

　罪悪感喚起刺激と体験される罪悪感との逆U字型の関係は，Janis (1969/1984) によって，恐怖を中心とした脅威的刺激によって生じる情動の逆U字型関数として掲げられている。更にJanis (1969/1984) は刺激と情動反応の関係について，恐怖喚起と勧告の受容の関係を中心として多くの研究結果を引用しながら刺激と態度変容の曲線関係を論じている。

　JanisとFeshbach (1954) は歯の衛生についての情報伝達によって生じた情動興奮の水準と行動勧告の受容の関係に対し，被験者の不安水準を加味して分析した (**図6-4**)。その結果，情報伝達に対する重要性は逆U字型曲線になっているが，情動興奮の水準は①提示された題材の恐怖を訴える強さと②個人の不安の素質に左右されることが分かった。Janis (1969/1984) によると，罪悪感の受容は恐怖の受容と同様に，刺激によって逆U字型の形を取って中等度の刺激によって最も高度に受容される傾向があるが，それも受け取り手の資質，情報の信頼性，行動勧告の実行可能性によってどこまで受容されるかが変わってくる。

　またMannとJanis (1968) の研究では，被検者が喫煙の有害な結末に

苦しむ患者の役割を演じる心理劇の実験で，癌の宣告を受け，手遅れになる前にタバコをやめなかった自分の過ちについて独り言を言うという情動的役割演技を被験者に求めた。その結果，この情動的役割演技を行った被験者は，対照群に比べて18カ月以上もの間喫煙量が著しく減少した。このような情動的役割演技は，防衛的になりすぎないで，より高い水準の恐怖に耐えることを可能にすることが明らかになった（Janis, 1969/1984）。

　これらの実証研究から，罪悪感刺激と体験される罪悪感との間の逆U字型の関係，逆U字型関数のピークのポイントは受容する個人の特性，情報の信頼性，行動勧告の実行可能性，また受け取り手の情動的役割演技等によって変化することが明らかになっている。

4．罪悪感喚起のための方略

　上述のJanis（1969/1984）によって引用された研究や，CoulterとPinto（1995）の研究はいずれも罪悪感や恐怖感を喚起するメッセージによって，何らかの行動の勧告をするというものであるが，医療観察法医療における罪悪感の喚起にも同様の側面がある。すなわち罪悪感の喚起によって再他害行為防止のための取り組みに対する動機づけを高めようという側面である。むろん第4章に示したE氏の事例のように，治療への動機づけだけでなく，家族との温度差を縮めるといった他の狙いもあるが，医療観察法医療における罪悪感の喚起について考えると，前項のJanis（1969/1984）やCoulterとPinto（1995）の研究は非常に参考になる。すなわち以下の4点を考慮に入れる必要がある。

①罪悪感を喚起する刺激と，受け取り手の体験する罪悪感の関係は直線的ではなく，刺激の強さが一定水準を超えると罪悪感の受け取りが低下する逆U字型の関係にある（図6-5）。
②罪悪感の刺激と受け取りの間の逆U字型の関係は一様ではなく，個

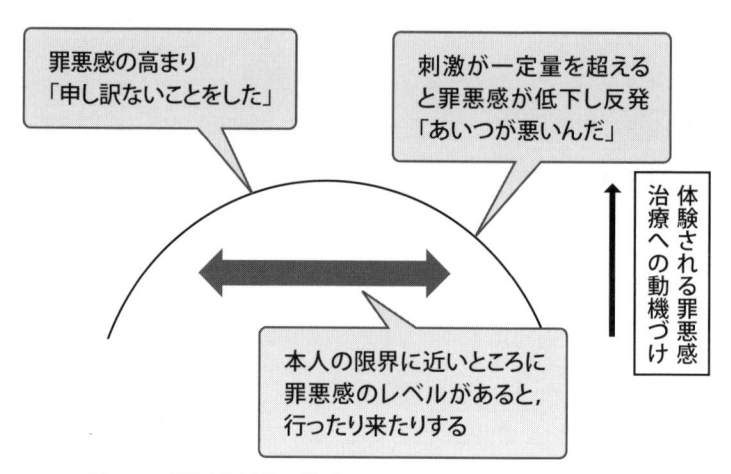

```
     ┌──────────────┐        ┌──────────────┐
     │ 罪悪感の高まり │        │刺激が一定量を超える│
     │「申し訳ないことをした」│  │と罪悪感が低下し反発│
     └──────────────┘        │「あいつが悪いんだ」│
                              └──────────────┘
```

図6-5 罪悪感刺激と体験される罪悪感の逆U字型関係

　人ごとに罪悪感の刺激から罪悪感を体験して勧告を受容する可能性が最も高まるピークは異なり，低い刺激で受容の可能性が高まり，少し強い刺激でもすぐに受容できなくなる個人や，逆により強い刺激の方にピークがくる個人もいる。またそもそもの罪悪感を抱いて勧告を受容する可能性の程度にも個人差がある（図6-6）。

③罪悪感を喚起する刺激は，罪悪感を受容したとしても怒り等の防衛的反応を引き起こす（図6-7）。

④罪悪感を抱いて勧告を受容する可能性は，与えられる情報の信頼性，行動勧告の実行可能性，また受け取り手の情動的役割演技等によっても変化する。

　また，上記の実証研究から導き出された結果は，松木（2002）等による精神分析による罪悪感の理論とも合致する。①は前述の，強烈すぎる罪悪感は自己というコンテイナーから排除される（松木，2002）ということであり，②は自己の未熟さによって罪悪感が排除されるということになろう。③は罪悪感を迫害的に感じて防衛的に反応することであるが，

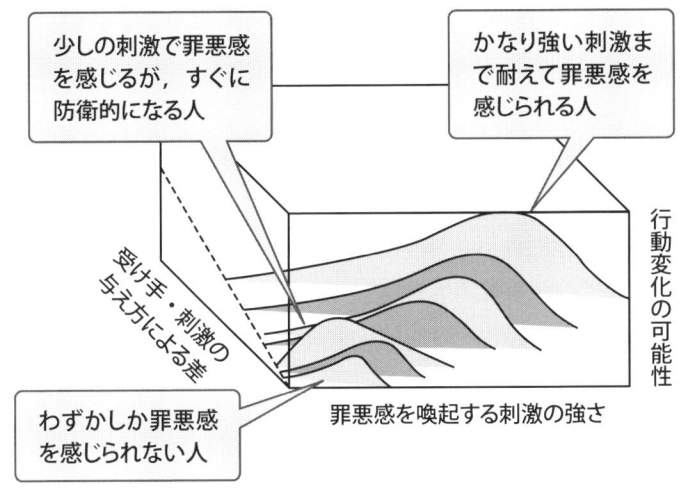

図 6-6　罪悪感を抱えておく能力の個人差
Janis, 1969/1984 から改変。

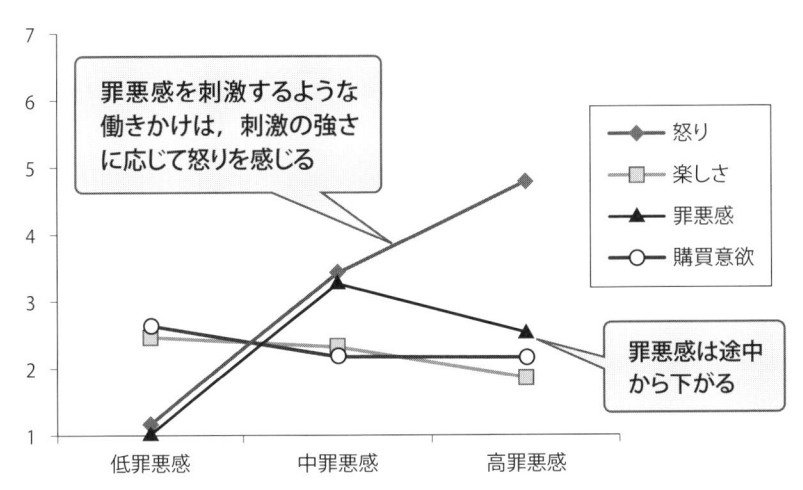

図 6-7　罪悪感が感情および購買意欲に及ぼす影響
Coulter & Pinto, 1995 から改変。

CoulterとPinto（1995）の結果から明らかなことは，罪悪感を喚起する刺激は個人が持ちこたえることのできるピークを過ぎたときに迫害的に感じて防衛的に反応するようになるのではなく，その最初から防衛的な反応を同時に引き起こし，防衛的な反応の方が勝ったときに迫害的罪悪感へと転化するということである。④はいかにして罪悪感を持つ能力を高めるか，ということであるが，これは松木（2002）にはあまり触れられていない。④を対象者への心理的アプローチと重ね合わせると，与えられる情報の信頼性を増すために治療者との信頼関係を強める，行動勧告を受け入れやすくするために実現可能な行動を提示する，罪悪感の受け取り手が自分の罪悪感や後悔を言語化する，あるいはその言語化のロールプレイをすること等が行動変容のために有効な手段ということになろう。

　ここから前述の事例を解釈すると，対象行為の否認を続けたG氏や行動化に至ったH氏は罪悪感を受容する能力に比して筆者の与えた罪悪感刺激が強すぎて防衛的に反応したと考えられる。罪悪感の表明と他罰的あるいは責任回避的な発言とを揺れ動いたF氏，I氏，J氏は罪悪感刺激から罪悪感を受け取るか防衛的な反応に傾くかの境目に当たる逆U字型のピークの周辺を揺れ動いていたと考えられる（図6-5）。

　ここから医療観察法医療，あるいは他の加害者治療においても，対象者の罪悪感を喚起しようとする際には，罪悪感刺激と受け取られる罪悪感の関係についての特徴を念頭に置く必要がある。すなわち，①刺激が一定水準を超えると防衛的反応の方が強くなり，罪悪感を抱えられなくなり，迫害的罪悪感となる。②罪悪感を抱えておく能力には個人差があり，自己が未熟であれば与えられた罪悪感刺激は容易に排除される。③罪悪感を喚起しようとする働きかけは，常にその程度に応じた怒り等の防衛的反応を引き起こす。そして罪悪感の受容と行動変容のためには，④対象者が罪悪感を持つ能力を発展させるための治療者によるコンテイン，信頼性を増すための信頼関係の強化，対象者による罪悪感の言語化やロールプレイ，実現可能な行動の勧告が有効である。以上は罪悪感喚起のための方略として，

活用していくべきものであろう。

5．おわりに

　小此木（2001）は「正義正論を吐く人々には気を付けよう」と題し，「自分のこころの中の罪の重荷を軽減するために，同じような罪を犯している人を激しく攻撃する」という罪悪感喚起をする側の特徴にも触れている。これは『刑政』という矯正協会が発行している，刑事施設の職員向けの雑誌に書かれた論文である。故に小此木（2001）は「ノーマルにこころが働き，まず自分を省みるこころが働く人であれば，よほどのことがあっても，人の罪を平然と徹底的に糾弾したり，こんなやつは世の中から抹殺すべきであるなどと簡単に言えるものではない」と語りつつ，刑事施設の職員に対し，自己洞察することによって上記のような態度で受刑者を糾弾することを避けるべしと厳に戒めているものと思われる。本章冒頭で挙げたような，暴力に対する看護師の対応は職員自身の対象者への怒りに衝き動かされた追及行為でもあろう。小此木（2001）に示唆された自己洞察を行いながら，前節に挙げたような罪悪感喚起のための方略を用いるよう，筆者自身を含めた加害者治療に携わる職員への戒めとしたい。第1章に挙げたように医療観察法医療は社会復帰が最終目的であり（町野ら，2009），対象者が罪悪感にさいなまれることではない。罪悪感の喚起は対象者にとって実現可能な行動への導きとして，治療の手段として意識的に用いるようにしたい。

　第4章から罪悪感のテーマに関し，医療観察法病棟での筆者の臨床経験からさかのぼるように論を進めてきた。実際に治療を進める手順は逆になり，まず本章に挙げた罪悪感の性質を踏まえつつ，第5章のF氏の事例で対象者の葛藤をコンテインしながら対象者が罪悪感を持つ能力を発展できるよう支援し，一定の準備ができてきたところで第4章に挙げたような構造化したアプローチをとり，治療者側が追及する形にならないように配

慮しながら対象者の振り返りを促していくことになろう。それでも本章に挙げたような往復運動は十分に起こり得ることであり，その時点で対象者が「反省がない」のではなく，刺激が抱えておける量を超えたために一時的に排除されたと捉え，再び対象者が抱えられるようにコンテインする関わりが求められる。こうして加害行為の罪悪感を扱うときは，小此木（2001）が注意喚起したように，治療者側の逆転移には常に注意を払う必要がある。

　ここまで3つの章にわたって対象行為の振り返り，加害行為の罪悪感に関して論考を続けてきた。対象行為の振り返りは先に述べたように，再犯防止を目指した加害者治療であり強制医療であるという医療観察法医療の特性から，非常に重要な課題である。医療観察法医療における臨床心理士の役割としては，先に述べたようにまずアセスメントをし，次に対象行為の振り返りを行い，疾病理解と対象行為の要因の理解を推し進め，一定の罪悪感を抱えつつ治療継続の動機づけを高めることが重要である。その次に期待されるものは，第1章に挙げたスキル獲得型プログラム（菊池ら，2007）である。次章からはこのスキル獲得型の認知行動療法のプログラムについて述べる。

文　献

安藤清志（2001）．罪悪感と社会行動：（I）罪悪感による行動のコントロール．東洋大学社会学研究所年報，34, 23-39.
有光興記（2002）．日本人青年の罪悪感喚起状況の構造．心理学研究，73(2), 148-156.
有光興記（2006）．罪悪感，羞恥心と共感性の関係．心理学研究，77(2), 97-104.
Coulter, R. H. & Pinto, M. B. (1995). Guilt appeals in advertising: What are their effects? *Journal of Applied Psychology*, 80, 697-705.
久崎孝浩（2003）．恥および罪悪感の発達メカニズムに関する理論的検討．心理学評論，46(2), 163-183.
今村扶美，松本俊彦，藤岡淳子（2007）．⑤内省・洞察．日本精神科病院協会　編　平成19年度司法精神医療等人材養成研修会教材集，406-410.
Janis, I. L. (1969). 秋山俊夫　編訳（1984）．ストレスと欲求不満―こころの健康のために―．北大路書房，京都.

Janis, I. L. & Feshbach, S. (1954). Personality differences associated with responsiveness to fear-arousing communications. *Journal of Personality*, 23, 154-166.

菊池安希子, 岩崎さやか, 朝波千尋, 福井裕輝, 岡田幸之, 吉川和男 (2007). 統合失調症患者の再他害行為防止のための心理学的介入―医療観察法指定入院医療機関における介入構造―. 臨床精神医学, 36(9), 1107-1114.

Klein, M. (1946). 小此木啓吾, 岩崎徹也 編訳 (1985). 分裂的機制についての覚書. メラニー・クライン著作集4 妄想的・分裂的世界. 誠信書房, 東京, pp.3-32.

町野朔, 辻伸行, 山本輝之, 柑本美和, 東雪見, 水留正留 (2009). 法学 (総論・審判・医療). 平成21年度 第1回 精神保健判定医等養成研修会, 大阪市, 2009年7月31日.

Mann, L. & Janis, I. L. (1968). A follow-up study on the long-range effects of emotional role playing. *Journal of Personality and Social Psychology*, 8, 339-342.

松木邦裕 (2002). 意識されていない罪悪感, その後. 分析臨床での発見―転移・解釈・罪悪感. 岩崎学術出版社, 東京, pp.129-145.

小此木啓吾 (2001). 罪悪感の心理. 刑政, 112(1), 66-76.

高井弘弥 (2004). 罪悪感と恥をどう区別するか―「悪いことをしてしまった」, その後どうする?. 児童心理, 58(16), 1574-1579.

Winnicott, D. W. (1958). 牛島定信 訳 (1977). 精神分析と罪悪感. 情緒発達の精神分析理論. 岩崎学術出版社, 東京, pp.3-20.

Zemach, M. (1966). The effects of guilt-arousing communications on acceptance of recommendations. Unpublished doctoral dissertation, Yale University. Cited in Janis (1969/1984).

第7章 アンガーマネージメントとその理論

1. はじめに

　第4章から第6章にかけて，医療観察法医療における対象行為の扱いと罪悪感の性質について論じてきた。しかし「同様の行為の再発の防止」即ち再他害行為防止のための治療として必要なことは，罪悪感を持つように支援することだけではない。自らの加害行為に対して一定の罪悪感を持ち，再他害行為防止と社会復帰のための治療意欲が得られたならば，他害行為の要因となる部分への治療が必要となる。菊池ら（2007）によれば，再他害行為防止のための治療には，内省型のプログラムとスキル獲得型のプログラムとがある。前者はAA等の自助グループセッションや，内省プログラム（今村ら，2010）等があり，過去の出来事が自分や関係者に与えた影響を振り返り，ナラティブの再構成を進める。第4章から第6章に述べた対象行為の振り返りは前者に当たる。この両者は相補的な関係にあり，両者の治療プログラムを用いて，再他害行為の防止に向けた治療を進めていく必要がある。このスキル獲得型の治療プログラムの多くが認知行動療法の技法を用いている。本章から第8章，第9章にかけてスキル獲得型の認知行動療法から2つの治療プログラムを取り上げる。

　このスキル獲得型の認知行動療法のひとつとして，医療観察法の施行前から注目されていた治療技法のひとつがアンガーマネージメントである（下津，坂野，2004；厚生労働省，2005）。アンガーマネージメントは怒り

のマネージメント，アンガーコントロールとも呼ばれ，概説やマニュアルは近年相次いで翻訳・刊行され（Williams & Williams, 1993/1995 ; Sonkin & Durphy, 1982/2003 ; Schwenkmezger et al., 1999/2004 ; Williams & Barlow, 1998/2007），その実践はドメスティック・バイオレンス（DV）から始まり（中村，2000 ; 中村，2002），学校現場（嘉ノ海，松本，2006 ; 戸田，2007），一般精神科病院（北野，2007）へと広がっている。司法の現場では家庭裁判所での実践が報告されており（森田ら，2008），また保護観察所では2008年6月の更生保護法施行を受けて，暴力犯罪の再犯事例に対してアンガーマネージメントを取り入れた暴力防止プログラムの実施を始めている（保護局観察課，2008）。そのアンガーマネージメントについて，本章ではその理論とプログラムの構造について解説し，次章にそれを踏まえた実践について論ずる。

　アンガーマネージメントは認知行動療法に基づいて怒りのコントロールを向上する治療プログラムであり，主にグループで実施される。本章では，筆者が研修を受けた英国の司法病棟でも利用していたWilliamsとBarlow（1998/2007）によるプログラムに沿ってアンガーマネージメントのプロセスを記述する。

2．導入へのアセスメント

　アンガーマネージメントプログラムは万能ではない。特にグループで行う場合は，グループがうまく機能すれば効果も大きいが，グループに適合できない参加者の存在があれば，グループが破壊的に作用することもある。アンガーマネージメントに導入する対象者は，以下の点に沿ってアセスメントし，プログラムに適当な対象者を選択することが必要である。

- 攻撃的な行動がプログラムを利用することで変化しそうか：例えば頭部外傷，器質性病変，精神病症状が活発な患者，未治療の薬物乱用のあ

る患者，攻撃行動が主としてパートナーに向かっている患者（ドメスティック・バイオレンス）は，認知行動療法に基づくアンガーマネージメントだけでは治療効果があまり望めない。
- プログラム場面で暴力行為をする危険性がないか：アンガーマネージメントが必要とは言え，プログラム場面で暴力行為をする危険性があればグループプログラムでの対応は不可能。
- 男女の混合：男性は女性よりアンガーマネージメントプログラムに参加しやすい。またグループ内のダイナミクスに影響を与えるので男女のバランスが考慮されなければならない。男女比が偏ると，少数派が恐怖心や疎外感を感じやすい。
- 知的レベル：参加者はプログラムの概念を理解できる知的レベルが必要。知的障害のある患者や思春期の患者へはプログラムの修正が必要。
- モチベーション：プログラム導入前に怒りのコントロールの問題を自覚しているか。
- 怒りのタイプ：攻撃行動が自分自身へ向かう（内向性）場合と他者へ向かう（外向性）場合とがあり，内向性の怒りを持つ患者はより多くの問題を持っているが，両者を同一のグループで扱うことは困難。
- パーソナリティ障害：患者のパーソナリティを変化させずに怒りや攻撃行動の修正や適応を援助することは可能だが，重度のパーソナリティ障害の患者はプログラムに続けて参加することが困難。

3．参加者選択のインタビュー

参加者選択と導入のために事前に個別面接を行う。事前面接の目的は以下のようなものがある。

- 治療的ラポールを構築する。

- 患者にグループの性質と内容を説明する。
- 患者のニードと怒りのコントロールに関する特定の問題を評価する。
- 対人関係スキルとグループワークへの適合性を評価する。
- 直接的な攻撃行動のリスクを評価する。グループ内で攻撃行動を抑制できない患者は除外する。
- 患者のモチベーションと治療意欲を精査する。
- ①治療期間（セッション数），②時間を守った積極的な参加，③攻撃行動の抑制を含む契約を行う。

特に医療観察法医療では患者の他害行為と治療展開においてアンガーマネージメントがどのような意味を持つか，アセスメントを踏まえて話し合い，モチベーションへとつなげることが重要になると思われる。また医療観察法医療ではCPA（ケアプログラムアプローチ）を用いて対象者本人へのインフォームドコンセントを前提とした医療を進めており，アンガーマネージメントがケアプランに加えられ，対象者本人の同意，サインをとって治療が進められる。

4．プログラム内容と怒りのサイクル

アンガーマネージメントは心理教育的アプローチで，認知行動療法の"刺激→認知→行動"の枠組みに沿って怒りの性質や対処法に関する情報提供を行い，怒りをコントロールするための認知と行動の変容，スキル獲得を目指す。怒りと攻撃行動の一連の流れを，WilliamsとBarlow（1998/2007）のプログラムでは"きっかけ→不合理な信念→ゆがんだ思考→最初の感情→強められた思考→怒り→行動→結果"という怒りのサイクルとして描く（図7-1）。

各セッションでは怒りのサイクルに沿って一つ一つの段階を詳しく扱い，①ファシリテーターによる解説を行い，②グループによるブレーンス

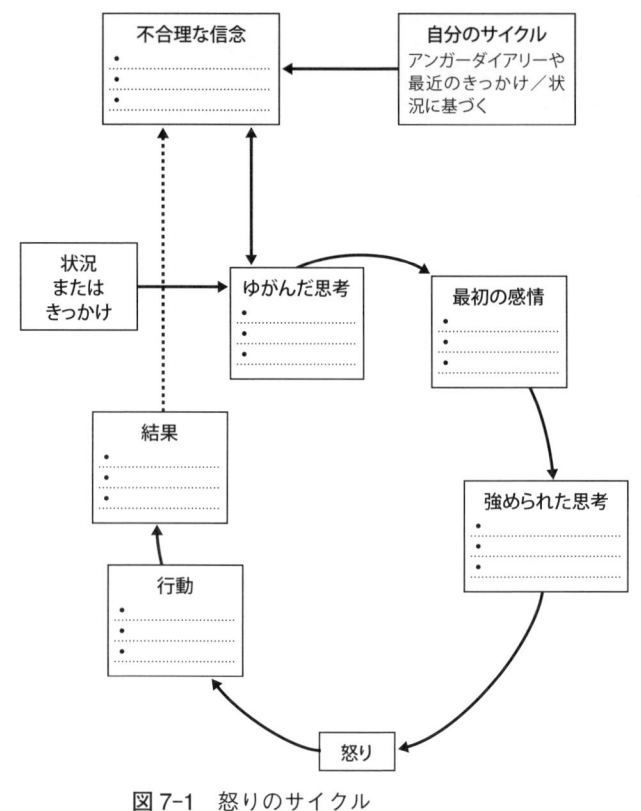

図7-1 怒りのサイクル
Williams & Barlow (1998/2007) より

トーミングによって解説した内容の理解を推し進め，③ワークシート（図7-1）を用いた参加者の演習によって参加者それぞれが自分に当てはめて考え，④ホームワークとして記録をつけ，セッションで振り返ることで，日常生活場面への般化を促す，という構造になっている。セッションによってはロールプレイを用い，日常場面への適用の前にセッションでの練習を行う。

　怒りのサイクルという考え方には，怒りはためると大爆発するという考えとは反対に，怒りを暴力などの形で行動化するほど，悪循環となって怒

日時	状況	思考	行動	成功度 1（失敗）〜 10（成功）	結果

図7-2　個人用アンガーダイアリー

りとその行動化が強化されるという前提がある。図7-1のように怒りによる行動化の結果は次の状況と不合理な信念につながり，思考の歪みを強化し，ひいては次の怒りと行動化を促す。プログラムでは参加者に図7-1に示された怒りのサイクルの各段階に自分の体験を記入してもらい，怒りをサイクルとして認識，振り返ってもらうことで，内省と行動変容を促進する。以下に怒りのサイクルに沿ってプログラム内容を紹介する。

セルフモニタリング

　怒りのサイクルの内省を促進するもうひとつのツールがアンガーダイアリー（怒りの記録）である（図7-2）。参加者は全セッションでホームワークとしてアンガーダイアリーに記録をつけることを求められ，毎セッションの最後にアンガーダイアリーの振り返りとフィードバックが行われる。記録をつけることで実際の生活場面でのスキルの適用と，プログラムを通じた怒りのコントロールの変化の振り返り（セルフモニタリング）が進められる。

不合理な信念

　怒りのサイクルにおいて，怒りを生じやすくする，基盤となる信念が不

表7-1　10の不合理な信念

①私はすべての人から好かれ，認められなければならない。
②私は常に成功しなければならない。
③人生は公平でなければならない。
④常に用心しなくてはいけない。
⑤自分の身に起きることは自分ではどうにもできない。
⑥何か問題があっても，放っておけばそのうち自然に消えてなくなるだろう。
⑦今，自分がこうなっているのはこれまでの人生のせいだ。
⑧私たちはみな，同じ行動規範に従うべきである。
⑨人生は退屈であり，決して満たされることはない。
⑩自分には信頼できる誰かが必要だ。

Williams & Barlow 1998/2007 より

合理な信念である。怒りを招きやすい10の不合理な信念（**表7-1**）について説明し，それを参考に各参加者がワークシートを用いて①自分の不合理な信念，②不合理な信念の結果引き起こされる行動，③不合理な信念に置き換えるためのスローガンをそれぞれ3つずつ挙げる。このワークを通じて参加者が自分の不合理な信念とその影響を認識し，不合理な信念に挑戦できるよう援助する。

状況・きっかけ

怒りのサイクルの中に，怒りの引き金となる状況・きっかけがあるが，怒りのきっかけとなるものには多くの人に怒りを引き起こす一般的誘引と個人に特異的な誘引とがある。ブレーンストーミングによって一般的誘引について検討し，またワークシートとアンガーダイアリーの振り返りを通じて参加者それぞれの誘引を認識する。自分の怒りの誘引を知ることで，怒りの「早期警告サイン」の認識につながり，怒りを早い段階で察知し，対処することが可能になる。

思考の歪みと認知的対処法

　刺激を受けて生起するのが思考(認知)であり,認知行動療法では外界からの刺激ではなく,個体ごとに異なる思考(認知)が感情と行動を引き起こすと考える。怒り・攻撃行動などの不適応的行動へとつながるときは思考の歪み(認知の歪み)が生じていることが多く,認知療法ではこの思考の歪みを修正しようと試みる。アンガーマネージメントでも思考の歪みに挑戦し,①未来の予測,②全か無か思考,③過度の一般化,④自己関係づけ,⑤破局的な見方,⑥最小化,⑦固定化したルール,⑧肯定的な面の無視などの思考の歪みについて解説する。思考の歪みは背景にある信念(不合理な信念)の影響を受けて生じ,感情を引き起こし,感情の影響を受けて更に強められる。参加者は自分の思考の歪みと,怒りのサイクルの中での信念と思考の連鎖を振り返るとともに認知的対処法を学習する。認知対処法には,①気分転換(10まで数える,安穏として寛げるような情景をイメージする,楽しい出来事を思い出す,など),②ユーモア(目の前の状況での「面白おかしい一面」に目を向けようと意識する),③合理化(自己の思考を吟味して,批判的な目でその妥当性を検証する),④自賛(自制心を保てたことについて自分を誉める,など),⑤課題への集中などがあり,参加者はロールプレイを通じてこれらのスキルの習得を目指す。

生理的反応とリラクゼーション

　怒りが生じると体に生理的反応が起こる。怒りの時の生理的反応は全身に生じ,①(頭)頭痛／めまい,②(目)目がかすむ／充血,③(口)口渇,④(筋)肩こり,首・背部・頭部の疼痛,⑤(肺)呼吸促迫,胸痛,呼吸困難,⑥(心臓)血圧の上昇,⑦(腹部)消化不良,吐き気,⑧(血管)紅潮と発汗,⑨(筋)振戦,などがある。生理的反応は怒りの早期警告サインになるものとして認知を進める。また生理的反応を緩めることが怒りを静めることにつながるため,怒りを認知したときの対処法として漸

進的筋弛緩法などのリラクゼーションを練習する。

行動と結果のサイクル

怒りのサイクルの最後は行動と結果である。攻撃行動によって行動化するほどに怒りのサイクルは強められ，攻撃行動のエスカレートにつながる。怒りをエスカレートさせる行動と怒りを和らげる行動についてブレーンストーミング，ワークシート，ロールプレイを通じて学習する。

5．他のプログラム

WilliamsとBarlow（1998/2007）のプログラムでは上記のような怒りのサイクルに沿って進められ，参加者が自分自身の怒りのサイクルを振り返り，対処法の獲得を進めることで，怒りと攻撃行動のコントロールの向上を図る。他のアンガーマネージメントプログラムでは心理教育的な構造の中で提示されるモデルや対処法に若干の違いがある。Novaco（2002）のモデル（図7-3）はより簡素なもので，周囲の状況から怒りが喚起されるが，怒りは①認知・②生理的覚醒・③行動の3つの領域を持ち，それぞれが互いに影響し合っている。Novacoのアプローチではこのモデルに従って，①認知的再構成，②覚醒の低下，③行動スキルの強化を行う。またNovacoは心理教育的アンガーマネージメントに加え，怒りの問題がより重篤な対象には個別のアンガートリートメント（anger treatment）を行う。アンガートリートメントはエクスポージャーを含んだストレス免疫訓練の枠組みを取り入れたもので，精神病や軽度知的障害を持つ患者などより広い対象に適用できる。またBenson（1992）による軽度知的障害者向けのプログラムは，①リラクゼーション，②自己教示（self-instruction），③問題解決（problem-solving）を15セッションかけて行うもので，ロールプレイを多用し，より時間をかけて，認知技法よりも行動技法が中心となっている。このように対象に応じたプログラムの修正が行われる。

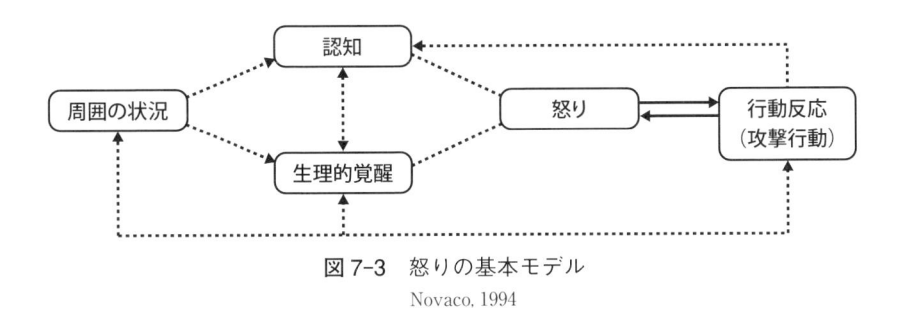

図7-3 怒りの基本モデル
Novaco, 1994

6．おわりに

　アンガーマネージメントの理論とプログラム構造は上記のようになっているが，実際には病棟での運用を通じてプログラムの修正を繰り返していくことになる。また医療観察法医療ではアンガーマネージメントプログラムも多職種チームで運営される。多職種チームで連携してプログラムに当たることにより，プログラムでの情報と日常的な生活場面や他の治療場面での情報を交換することが容易になる。特に日常生活場面でプログラムの課題をどの程度用いることができているかの観察や，病棟内で怒りを喚起される事柄があればその場でスキルを使うよう指示したり，スキルが使えたことを評価するなどの関わりが可能になり，またそのような関わりが般化のために効果的になる。そのため看護師など多職種の連携が医療観察法医療でのプログラム効果に大いに影響を与える要因として重視される。また医療観察法医療でのアンガーマネージメントに当たっては，対象者の特殊性から精神病症状の問題が生じることもある。
　本章では認知行動療法の技法を用いたスキル獲得型のプログラムのひとつとしてアンガーマネージメントを取り上げた。このプログラムを医療観察法病棟で実践する際には対象者の精神病症状や認知的特性等の問題も影響してくる。次章ではアンガーマネージメントの臨床実践を通じ，プログラムを進める際に困難となる点や効果につながる点に関して考察を深めた

い。

文　献

Benson, B. E. (1992). *Teaching Anger Management to Persons with Mental Retardation*. International Diagnostic Systems.

保護局観察課（2008）．暴力防止プログラムワークブック．

今村扶美，松本俊彦，藤岡淳子，森田展彰，岩崎さやか，朝波千尋，壁屋康洋，久保田圭子，平林直次（2010）．重大な他害行為に及んだ精神障害者に対する「内省プログラム」の開発と効果測定．司法精神医学，5, 2-15.

嘉ノ海仁士，松本剛（2006）．中学校における暴力行為に対する予防教育の必要性―中学校におけるアンガーマネージメント・プログラムの開発にあたって．生徒指導研究，18, 14-20.

菊池安希子，岩崎さやか，朝波千尋，福井裕輝，岡田幸之，吉川和男（2007）．統合失調症患者の再他害行為防止のための心理学的介入―医療観察法指定入院医療機関における介入構造―．臨床精神医学，36(9), 1107-1114.

北野進（2007）．アンガーマネージメントの試み　暴力に対する予防的介入．精神科看護，34(11), 32-36.

厚生労働省（2005）．医療観察法入院処遇ガイドライン．

森田容子，中島栄治，山本吉克，池田美穂子，土方正樹，伊藤理恵（2008）．粗暴少年に対する保護的措置―認知行動療法及びアンガーマネージメントを活用した保護的措置の試み―．家裁調査官研究紀要，7, 40-106.

中村正（2000）．ドメスティック・バイオレンス加害者治療の試み―「男の非暴力グループワーク」の経験から―．アディクションと家族，17(3), 280-286.

中村正（2002）．続・ドメスティック・バイオレンス加害者治療の試み．アディクションと家族，19(2), 195-204.

Novaco, R. W. (1994). Anger as a risk factor for violence among the mentally disordered. In Monahan, J. and Steadman, H. J. (Eds.) *Violence and Mental Disorder: Developments in Risk Assessment*. University of Chicago Press, Chicago, 21-59.

Novaco, R. W. (2002). Anger Control Therapy. *Encyclopedia of Psychotherapy*. Elsevier Science, 41-48.

Schwenkmezger, P., Steffgen, G., & Dusi, D. (1999). 市村操一　訳（2004）．怒りのコントロール―認知行動療法理論に基づく怒りと葛藤の克服訓練―．ブレーン出版，東京．

下津咲絵，坂野雄二（2004）．怒り・攻撃のマネージメント．精神・神経科学振興財団　平成16年度司法精神医療等人材養成研修教材集，pp.232-233.

Sonkin, D. J. & Durphy, M. (1982). 中野瑠美子 訳 (2003). 脱暴力のプログラム. 青木書店, 東京.

戸田有一 (2007). 感情のコントロール方法を共に学ぶ―アンガーマネージメントの基本（子どもの暴力にどう向き合うか―教師・親ができること）―（学校における子どもの暴力への予防と対応―予防としてできること）. 児童心理, 61(15), 103-108.

Williams, E. & Barlow, R. (1998). 壁屋康洋, 下里誠治, 黒田治 訳 (2007). アンガーコントロールトレーニング―怒りを上手に抑えるためのステップガイド―. 星和書店, 東京.

Williams, R. & Williams, V. (1993). 河野友信 監修 岩坂彰 訳 (1995). 怒りのセルフコントロール. 創元社, 大阪.

第8章 アンガーマネージメントの実践

1．はじめに

　前章においてスキル獲得型のプログラム（菊池ら，2007）としてアンガーマネージメントを取り上げ，その理論とプログラムの構成について概説した。前章に示したように，アンガーマネージメントは怒りのサイクルを描き，怒りをコントロールするための認知と行動の変容，スキル獲得を目指すプログラムであるが，精神病性症状が活発な患者には困難も大きい。しかし医療観察法医療の対象者には幻覚・妄想が根強く残る者もおり，このような対象者が問題行動に至らないためにどうすべきか，という問題も発生する。

　本章では，医療観察法病棟において，薬物療法によっても幻覚・妄想の消失の得られていない事例へのアンガーマネージメントの取り組みを報告する。提示する事例では根強い幻覚・妄想と認知的な偏りがあったために治療に困難があったが，アンガーマネージメントを通じて一定の効果を得た。以下にアンガーマネージメントの実際を報告し，幻覚・妄想のある対象者にアンガーマネージメントを行う際の効果と問題点について検討したい。

2．事例の概要

事例：K氏　30代男性。統合失調症。
対象行為：母への傷害致死。対象行為半年前からは他の家族が家を離れて母親と対象者のみの生活になっていた。対象者は大声を出して近隣とトラブルになることがあったが，その都度母親が制止しようとし，対象者に暴力を受けていた。母親は近隣周辺からの苦情や通報の前面に立ち，警察の介入も断り抱え込んでいた。対象行為時も対象者が自室で大声を出して足を踏み鳴らすのを母親が制止しようとしたところ，対象者が母親を払いのけるように殴り，さらに制止する母親を突き倒した。母親が倒れた後脇腹を蹴る等し，死に至らしめた。
状態像：入院当初から礼節は保たれ，むしろ丁寧すぎる対応。意欲の減退も見られず，表面的には思考形式，内容の障害は見られなかったが，その後数回の面接で，軍に関連した妄想が表現された。身体医学的には異常所見なし。対象行為の否認はないが，母が死亡したのは腹水のせいと話し，遺体には殴られた跡が多くあったが「払いのけただけ」と程度を軽くする発言が続いていた。

3．治療経過とアンガーマネージメント

　対象者は鑑定入院中からの薬物療法により情緒的安定は得られていたが，「軍との通信」と呼ぶ幻覚・妄想が持続していた。治療初期から面接では活発に話し，「軍との通信を行って大変だった，時間的なゆとりがなかった，マンションから出られず閉鎖空間でつらかった」と対象行為前の自分の苦痛を強く訴えた。入院約1カ月後に筆者が対象者の話をまとめ，"軍との通信" "時間的ゆとりのなさ" "閉鎖空間"の3つの要因が怒り，暴力へとつながるパターンと図示して伝えると，対象者は「自分の心理を顕著に表している」と言い，以後対象者は「先生のような人はいなかっ

た」と筆者を理想化するような関係になるとともに,「イライラするのを治したい」と希望した.その後,統合失調症の心理教育プログラムを行ったが,終了後も対象者の病識は部分的で,「自分は統合失調症だった」「自分を神だと思ったり,発狂していた」と言う一方,「脳の中に装置が埋め込まれていて,軍との通信をしている」「自分は空手の開祖で武術家」(実際には大学時代の空手部引退以後はストレッチしかしていない)と話し,「軍との通信」は病気の症状とは認めなかった.対象行為に関し「通信によれば母は生きていると言う」と母の死自体を否定することもあった.対人関係は慇懃な態度で,入院後他者へ攻撃が向くことはなく,対象者の怒りが表現されたのは,主に病室内で「通信」しながら独言で怒鳴るときのみであった.幻覚・妄想から生じる苦痛に地団駄を踏み,それを抑えようとした母を突き飛ばしたという対象行為のプロセスや,対象行為前に繰り返された暴力等から,幻覚・妄想が対象者の怒りに及ぼす影響は間接的であり,幻覚・妄想の影響を割り引いても怒りと暴力の問題があると捉え,心理教育プログラム終了後,アンガーマネージメントを提案.対象者は「ぜひお願いします」と積極的に応じた.

　アンガーマネージメントはまず入院6カ月目から11カ月目にかけて,『アンガーコントロールトレーニング(ACT)』(Williams & Barlow, 1998/2007) のテキストに沿って個別で実施した.ACTの12セッションの概要を表8-1に示す.担当看護師と筆者による2対1の構造で,ほぼ週1回の頻度でプログラムを進めた.ACTの各セッションはテキストによる学習とワークシートによる演習,および日々記録される怒りのエピソードの振り返りからなる.本来グループプログラムで各回90分を目安に構成されているが,本事例では個別で各回60分間かけて行った.対象者の話が逸れることが多く,ACTの12セッションを全て終えるのに18回,5カ月を要した.

　ACTを進める際,対象者のつけた日々の怒りの記録で報告されたエピソードも扱ったが,それらは全て図8-1のような「通信」に対する怒り

表8-1 ACTの各セッション概要

セッション	タイトル	主な内容
1	ACTへの導入	ACTを行う上での自分の目標を掲げ，動機づけを高める
2	怒りと攻撃的行動の結果	利益−不利益分析を利用して，攻撃的行動のコントロールに関連する損得勘定を明らかにする
3	怒りの機能	怒りによる生理的・心理的・社会的反応を学び，適応的／不適応的結果を考える
4	信念（思いこみ）	怒りのサイクルの提示。不合理な信念の検証
5	怒りと攻撃的行動の原因	攻撃的行動の要因と自分自身の攻撃的行動のきっかけについて振り返る
6	認知―アンガーコントロールにおける思考の重要性	怒りのサイクルにおける歪んだ認知の理解と認知的対処法の学習
7	認知―よくある思考のエラー	認知の歪みの学習と同定の練習
8	生理的反応	生理的反応の学習とリラクゼーションの練習
9	ハイリスクな場面	怒りをエスカレートさせる行動と和らげる行動の理解と，自分自身の行動の振り返り
10	ライフスタイル	日常生活の嫌な仕事と娯楽について振り返り，ライフスタイルのバランスを見直す
11	再発防止（リラプスプリベンション）プラン	信念，思考，生理的反応，行動，ライフスタイル，状況のそれぞれにおける攻撃行動のリスク要因を振り返り，それぞれへの対処プランを挙げる
12	プログラムのふり返りと今後に向けての指針	プログラム全体の振り返り

であった。そのためACTのテキストの終了後，対象行為以前の人への怒りのエピソードについて，それぞれ怒りのサイクルに描いて整理することと対処法のロールプレイを入院12カ月目から17カ月目にかけて行った。

　アンガーマネージメントを進める際には，クライエント自身の怒りのコントロールの問題を一定程度認識し，動機づけがあることが重要であるが，K氏は当初から動機づけが高かった。また怒りのコントロールの問題

```
[状況] 通信で部下と口論 → [思考1] いい加減にコントロールをやめろ → [怒り] → [思考2]「このアホども」→ [怒り] カーッとなる → [行動] 怒鳴った → [結果] 病棟の迷惑になった
```

図 8-1 「通信」に対する怒り

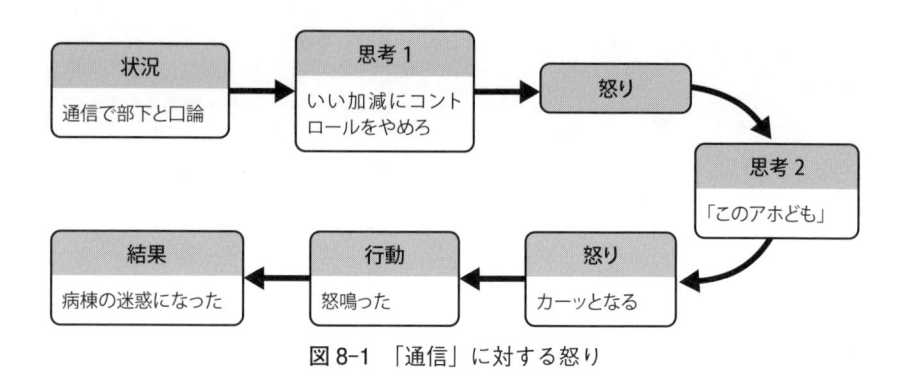

が大きすぎ，セッション中に暴力に至る恐れがあっても実施できないが，その点もK氏は入院後の対人的な怒りが目立たないため，問題ないと思われた。またACTは認知課題が多く，正常域の知的能力を要するが，K氏は知的能力が高く，その点もクリアしていた。12カ月目以降のロールプレイでは，K氏はロールプレイに没入して怒りが高まる傾向があったが，男性看護師と筆者の2対1の構造であり，かつ実施前には詰所のスタッフに伝え，トラブル時には駆けつけてもらえる体制を整えることで安全を確保した。

次項に実際のセッションでのやりとりを抽出し，プログラムが効果的であった点と困難であった点についての考察を行う。

4．アンガーマネージメントの実際—効果的であった点と困難であった点

1）行動技法＋ロールプレイによる定着

対象者のアンガーマネージメントにおける難渋と治療効果を端的に表しているのがACTセッション6およびセッション7で扱った「通信」に対する怒り（図8-1）である。対象者は幻聴で「軍との通信」を行い，妄想の世界で軍の情報局員として特殊任務に就いていた。対象行為前には1日

約14時間，入院後も1日7～9時間「通信」に没頭していた。「通信」は「外に出ないでください」「本を読まないでください」等と行動を制限するため対象者のストレスや怒りにつながっていた。しかし「通信」を止めることは「脳の中に装置があるから止められない」，また「今までやってきたことが全部無駄になるから止めたくない」と言って拒否していた。

　ACTセッション6，"認知"演習の際，対象者が「通信」に対し怒鳴ったエピソードを報告したため，それをホワイトボードに図式化した（図8-1）。テキストを踏まえ，図示した思考について認知の歪みとその修正を尋ねると，「自己関係づけですね。自分は自分，部下は部下と思うようにします」と言ってセッション中に思考修正ができた。しかしこの思考修正を繰り返し用いることはできず，幻聴による「通信」を自室で行いながら苛立つ状態は続いていた。そこで同様のサイクルに対し，ACTセッション7 "認知—よくある思考のエラー"において対処法のロールプレイを行った。病室＝実際に対象者が「通信」を行う場に移動し，①席を立ってお茶を汲みに行く（怒りの引き金となっている状況からいったん離れる），②座ってお茶を飲む，③窓を開ける，④深呼吸という4つの対処行動を一連の動きとして行った。この対処法は以後繰り返し使用され，一定の効果を得ることができた。

考察：ここで効果を得られなかった（A）思考の修正と，効果の得られた（B）行動課題とを比較すると，思考のみよりも体を動かして行動リハーサルを行った方が指示として明確であったために定着しやすかったと言える。Douglasら（2001/2007）が統合失調症患者のストレスへの対処法の学習の文脈で，学習を達成するために抽象的な思考は少なくし，ロールプレイと実際の生活状況での練習を行うように述べているが，実際に本事例でも認知の修正だけでは効果が得られなかった。セッションを進めていた面接室から病室に移動し，実際の生活場面＝対象者が実際に怒りを体験して対処行動を行う場所において行動リハーサルを行ったことで，「実際の

生活状況での練習」になってより般化しやすく，行動変容につながりやすくなったと言える．その一方で対象者は知的能力が高く，認知修正を容易に理解することができたにもかかわらず，毎日長時間没頭し続けてきた妄想の世界への捉え方を変容することは困難であり，認知の変容は行動変容のためのリハーサルを行うためのステップにはなったが，認知の修正のみでは変化をもたらすには至らなかった．

2）認知・行動変容の抵抗とその対応

対象者の特異な認知の修正における困難と，同時に介入の効果が見られたのが，ACT の 12 セッションが終了した後に対象行為以前の暴力のエピソードを扱ったうちの 1 つ，フィットネスクラブでのエピソード（図8-2）である．面接のやりとりを，筆者および看護師の言葉を〈　〉，対象者の言葉を「　」（以下同）として以下に記す．

図 8-2 をホワイトボードに示して視覚化し〈どこを変えたい？〉と尋ねると「朝鮮人め！　と言わないようにしたい」と言う．〈マットを殴るのはいいんですか？〉「これはいいです」〈またあったら殴ります？〉「殴るかもしれない．練習にちょうどいいから」〈マット殴っているの，他に誰かいます？〉「当然僕だけです」〈(笑) 当然僕だけって，何故ですか？〉「下に敷くマットを殴ったりしない」〈それでもまた殴る？〉「はい」〈何で他の人は殴らない？〉「自分は空手をするから空手にちょうど良いから」

こうしてマットを殴ることについては修正できず，店員から注意された後の対応のロールプレイを試みた．担当看護師が店員役をし，〈ちょっと止めてください〉と言うと対象者は拳を握り締めて怒りの表情を浮かべ，「言い返したい．言い返したら気が済んで帰る」と繰り返した．「言い返してやりたい．お前店員だろ！　って言いたい．店員なら『お客様，すみませんが止めていただけますか』と言うべ

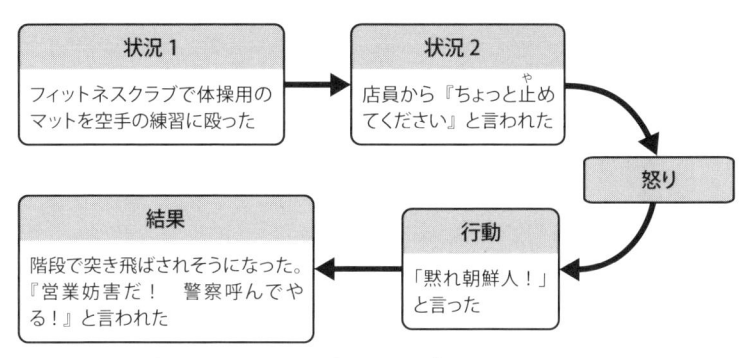

図8-2 フィットネスクラブでのエピソード

状況1: フィットネスクラブで体操用のマットを空手の練習に殴った
状況2: 店員から『ちょっと止めてください』と言われた
怒り
行動: 「黙れ朝鮮人！」と言った
結果: 階段で突き飛ばされそうになった。『営業妨害だ！ 警察呼んでやる！』と言われた

き。自分ならそう言う」〈そうかもしれないけど，Kさんはさっき『当然僕だけ』と言ったようにかなり突飛なことをしている。この状況で『お客様，すみませんが止めていただけますか』と言えるのはかなり優秀な店員。言える人の方が少ないと思う〉「上から物言われるとカチンと来る。ひとこと言い返してやりたい。言い返したら気が済んで帰る」と言って言い返すということを修正するのは困難であった。

そこで①文句を言い返す，②睨み返す，③黙ってその場を離れる，の3種の対応でロールプレイを行い，〈相手がエスカレートしないのはどれですか？〉と尋ねた。対象者は①と②は相手がエスカレートすると認めつつ，「相手を煽っているけどそれで殴りかかられるのはかまわない。空手家として実戦経験を積んでいきたいので，殴りかかられてかわすのはOK」と言う。〈殴りかかられてかわすという生活を続けたいのですね〉と対象者の発言を繰り返すと，「もうすぐ40歳にもなるので戦いの世界からは足を洗いたい」と言い，③に合意してロールプレイを行った。ロールプレイでは一瞬店員役の看護師に目を合わせるが，目を逸らして「ふぅ」と息をついてその場を離れられた。このロールプレイを数週にわたって繰り返した。こうして対象者に受け入れられた"黙ってその場を離れる"という対処法は，以前寝ている弟に話しかけようとし，「何してんのか！ お前！」と怒鳴り，

引っ張って起こしたエピソードに対しても行い，その場を離れるロールプレイをスムーズに行うことができた。

考察：このエピソード（図 8-2）の前半，マットを殴る部分は修正できなかった。対象者は自分の行為の非常識さを認識しながら，「空手家」との妄想により強化された認識から，行動を変えることに抵抗した。筆者はその抵抗を超えることを諦め，回避して怒りのサイクルの他の箇所でパターンを変える方を選んだ。店員から『止めてください』と言われた後の対応のロールプレイでも対象者は「空手家」との妄想と特異な認知パターンによる思考から「殴りかかられてかわすのは OK」と言い，〈相手がエスカレートするのはまずいのでは〉と伝えるも修正できなかった。ここで〈殴りかかられてかわすという生活を続けたいのですね〉という筆者の応答は，動機づけ面接法（Miller & Rollnick, 2002/2007）による抵抗への応答としての"拡大した振り返り"を意図して行っている。これにより対象者は自分の主張を考え直し，「もうすぐ 40 歳にもなるので戦いの世界からは足を洗いたい」と言い，黙ってその場を離れることに合意できた。

このように対象者は妄想の影響の強い「空手家」イメージから行動パターンの変容に抵抗があり，非常識，あるいはトラブルにつながると伝えるだけでは行動を変更できなかった一方，抵抗に対する拡大した振り返りによって，対象者自身が自分の考えを一歩引いて考え直すことを促すことが効果的であったと思われる。

3）幻聴からの指示への抵抗困難

対象者の怒りは入院後も対象行為前も「通信」によるストレスから始まっていることが多かった。そのため筆者ら担当チームは入院治療の初期から「通信」の時間を減らして他の活動を増やすよう促し続けていた。しかし「通信」から「外に出ないでください」「本を読まないでください」と他の活動を制限させるのに抵抗するのは困難であった。消火器でガラスを

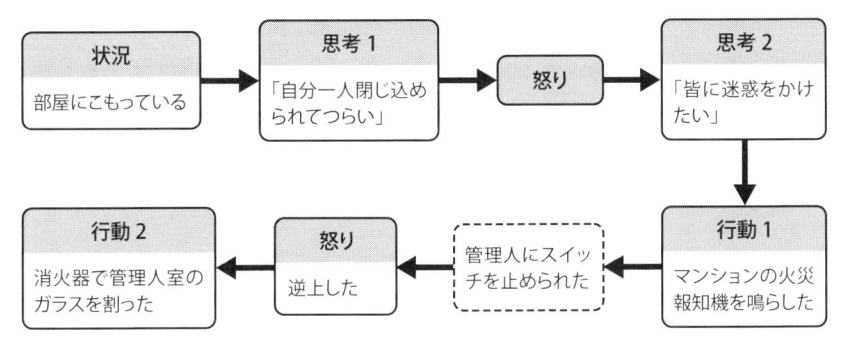

第8章　アンガーマネージメントの実践　105

```
[状況]              [思考1]                    [思考2]
部屋にこもっている → 「自分一人閉じ込め → 怒り → 「皆に迷惑をかけ
                  られてつらい」                 たい」
                                                    ↓
[行動2]        [怒り]      管理人にスイッ      [行動1]
消火器で管理人室の ← 逆上した ← チを止められた ← マンションの火災
ガラスを割った                                  報知機を鳴らした
```

図 8-3　消火器でマンションの管理人室の窓を割ったエピソード

割ったエピソードについてのやりとりは，その困難を表している。

　対象行為の数カ月前に消火器でマンションの管理人室の窓を割ったエピソード（**図 8-3**）ではホワイトボードに図示した時点で対象者自ら「これひどいですね。『皆に迷惑をかけたい』という考えはひどい」と話す。〈どう変えます？〉と問うと「こうなったら精神科医に相談したいですけど，前に通っていたクリニックはひどい。つらい，つらいと話していたけど，話聞いてくれなかった～」と以前通っていたクリニックの不満を話し続けた。

　この後4週にわたり「通信」との付き合い方について話し合った後，改めて**図 8-3**のエピソードでの対処を尋ねた。「やっぱり最初の部屋にこもっている状況を変えたい」〈そうですね，どうやって？〉「1人で本屋に行く」〈できそう？〉「できます」〈どうやって行く？〉「歩いて，外の空気をのんびり吸いながら」〈自信何％？〉「90％くらい」〈じゃあ今度外出で電車など使って本屋行きましょうか？〉（それまで外出は公共交通機関の利用を提案しても対象者が全て拒否し，車でのみ移動していた）「それは止めてください。無茶苦茶しんどいです。退院したら本屋行くのに電車使わない」〈Kさんは行くと言われているけど，今のままだと行けないのじゃないかと心配なんです〉

「退院したら時間に縛られずにいつでも出られるから，出ます。時間に縛られるのが苦しいんです」〈今どのくらい中庭に出てますか？〉「運動プログラムの時だけです」〈どうして？〉「通信で出ないように言われているから」〈一緒じゃないですか！〉「時間に縛られるのが嫌なんです。昔，時間に縛られる生活をしていて，それがすごいストレスになっている。今でもプログラムの時間とか食事も何時，何時と決められているのがしんどい。本当は食べたいときに食べて寝たいときに寝て起きたいときに起きたい」〈それは止めてください。昼夜逆転になる〉「昼夜逆転にはなりません」〈提案ですが，ひとつは外出の時に離れた所で車を降りて10分くらい歩くようにする。もうひとつは週に1回は運動プログラム以外で中庭に出る〉。この提案は受け入れられ，一定期間持続したが，後に筆者が確認しなくなると中庭に出ることは再び減少した。

考察：このエピソードを扱った際は，ホワイトボードに図示した時点で，対象者自ら「これはひどいですね」と話した。対象者とアンガーマネージメントを進めるにあたり，それぞれのエピソードを怒りのサイクルの図にしてホワイトボードに図示しているが，この際は視覚化によって対象者が自分で対象化してより客観的に捉えることができ，問題点に気づくことにつながった。これは前述の"拡大した振り返り"と共通する効果につながっていると言える。しかしその後，話が脱線して認知の修正に失敗している。

後半部，部屋にこもっている状況を変えるやりとりでは，〈そうですね，どうやって？〉と行動による対処を具体化する質問，〈自信何％？〉と行動に取り掛かるよう促すための自信のスケーリングを行うが，入院中での対処を勧めると抵抗に遭う。突き詰めると「通信で出ないように言われているから」と幻聴からの指令に逆らえないというサイクルの最初の状況に戻ってしまう。「食べたいときに食べて寝たいときに寝て起きたいときに

起きたい」という対象者の言葉には，睡眠時間も削って「通信」を続けていた対象行為前の状態に近づくことを恐れて制止している。対象者は最終的には筆者の提案を受け入れて，この後セッションで中庭に出た回数をチェックしている間は中庭に出ることが増えたが，筆者がチェックすることを止めると徐々に再び中庭に出なくなり，幻聴の指示に抵抗することは非常に困難で，定期的に介入を続けなければ幻聴からの指示に屈し，対処行動が持続しないという結果になった。

5．治療効果について

　以上のようにアンガーマネージメントの実際のセッションでは，視覚化によって対象者自身の客観視を促すことができたものの，客観視と認知的対処法だけでは変化が持続せず，体を動かしてロールプレイを行うことで対処法としての定着が得られた。同時に幻聴からの指示や対象者自身の妄想に基づく思考や行動は変化が難しいが，本人の許容できる部分からの変化を促すことで部分的にでも修正が図られた。アンガーマネージメントの実施にあたっては，学習に用いるテキストはあるものの，本人の思考と行動パターンの変容には治療者の側の柔軟性と反復した介入が必要であった。

　アンガーマネージメント終了後，および退院直前に学習内容を確認したところ，対象者は一通り記憶しており，過去のエピソードに対しての対策もロールプレイした対処行動を覚えていた。特に深呼吸したりお茶を飲んだりしてリラックスする，といった行動による対処が獲得され，それによって怒りのサイクルを断つという理解が得られていた。

　本事例の治療効果を検証するため，2年半にわたった入院期間における対象者の怒声を診療録から拾って集計した（図8-4）。図8-4のグラフに集計したものは，①対象者が自室（個室）内で過ごしている際に大声ないし怒り口調の独言を発している，②あるいは自室内の壁を叩く，蹴るとい

った行為である（但し，壁叩き，壁蹴りは1カ月目，2カ月目に1回ずつ観察されたのみである）。これらは対象者が自室内で声をあげている際に，ドア越しに廊下から看護師に観察されたものである。他者への暴力や怒声はないが，父親との面会時，意見の相違からやや声高になることが8カ月目と19カ月目に見られている。また図8-4にはアンガーマネージメントの導入時期と，処方の推移も併記した。

図8-4の怒声をアンガーマネージメントの前後で比較すると，アンガーマネージメント開始前（入院〜6カ月目）は1カ月平均3.0回，実施中（7カ月目〜16カ月目）は1カ月平均2.9回，終了後（17カ月目〜30カ月目）は1カ月平均1.71回であり，怒声の消失には至っていないが，減少は見られている。観察される怒声の他に幻覚・妄想の明らかな増減は見られていないが，3カ月目に回復期ユニットへの移室もあり，表情が険しくなって集団での朝の会を拒否――半月後に再参加――することがあった。

また入院1カ月目に"軍との通信""時間的ゆとりのなさ""閉鎖空間"の3つの要因が怒り，暴力へとつながるパターンとして共有してからは，作業療法士と看護師によって，自分に合った生活スタイルを探し，活動のバランスを取ることで対象者のストレス減少を目的としたアプローチが続けられている。これらの治療介入もあり，図8-4のような変化になっている。図8-4のように入院後の3カ月間に怒声が多く，いったん減少した後に8〜9カ月目に再度増加して，その後減少している。アンガーマネージメントを6カ月目に開始したことと，怒声の増加の関連も疑われる。また9カ月目の終わりに前述の対処法のロールプレイを行っているが，10カ月目から図8-4のように怒声の減少が見られている。9カ月目の前後を比較すると，前（入院〜9カ月目）の1カ月平均3.56回と，後（10カ月目〜30カ月目）の1カ月平均1.86回という差になる。同時期にオランザピンの増量があり，純粋にプログラムの効果がどこまでかは不明であるが，幻聴に対する怒声の頻度は減少したと言える。一方で対人的な怒りに

第 8 章　アンガーマネージメントの実践　109

処方の推移

入院時処方
リスペリドン
6mg
オランザピン
10mg
ロラゼパム
3mg
ブロチゾラム
0.5mg
ニトラゼパム
10mg
以後暫時変更

4 カ月目処方
オランザピン
10mg
クエチアピン
700mg
ニトラゼパム
10mg

9 カ月目処方
オランザピン
20mg に増量
クエチアピン
700mg
ニトラゼパム
10mg
以後処方変更
なし

各月の怒声数

3 カ月目
回復期
ユニット
への移室

6 カ月目
アンガーマネージメント開始

9 カ月目
対処法のロールプレイ

11 カ月目
ACT テキスト
終了
以後は対象行
為前の人への
怒りのエピソード

17 カ月目
アンガーマネージメント終了

治療環境の変化とアンガーマネージメントの経過

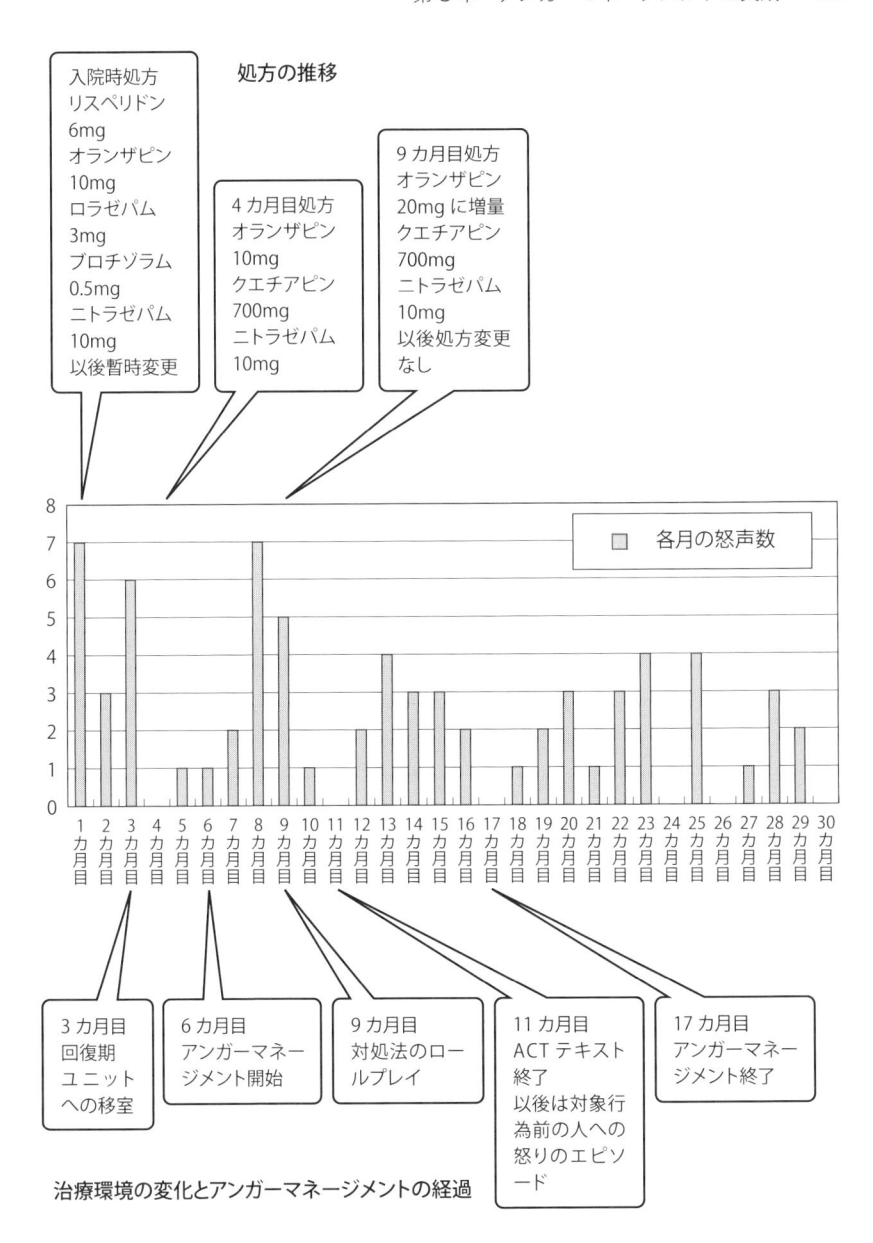

図 8-4　各月の怒声数と処方，アンガーマネージメントの経過

ついては，8カ月目と19カ月目に面会時に声高になったエピソードがあり，かつ対象行為前のような暴力は入院後一貫して生じておらず，その効果は明らかではない。またプログラムとの関連は明らかでないが，アンガーマネージメント後には①個室内で「通信」しながら怒鳴ることが減少したこと，②「通信」に対して怒りが生じた際，席を立ってお茶を汲み，お茶を飲んで深呼吸するという対処行動が獲得されたことの他に，③対象行為により死亡した母が生きていると言うことがなくなり，対象行為を話題にすることへの抵抗が減少したということがある。③はアンガーマネージメントの治療ターゲットではないが，対象行為前の問題行動を治療関係で繰り返し扱ってきたことの副産物とも考えられる。

6．おわりに

　上記のように，統合失調症で幻覚・妄想の持続する対象者にACTテキストに沿った演習＋過去の暴力のエピソードの各々を怒りのサイクルに描いて対処法の検討とロールプレイを行うという形で10カ月にわたってアンガーマネージメントを実施した。結果として①席を立ってお茶を汲みに行く（状況からいったん離れる），②座ってお茶を飲む，③窓を開ける，④深呼吸という行動技法による対処は獲得された。また薬物療法やOT（作業療法）の効果もあり，アンガーマネージメント終了後は，開始前と比べて病棟内で「通信」に対して独言で怒鳴ることは減少した。対象者は理解力が高く，認知修正等も容易に理解することはできたが，実際の認知の修正は困難であった。視覚化による対象化，抵抗への拡大した振り返りによって修正できたものもあったが，一方で幻覚・妄想と結びついた認知を修正することは特に困難であった。ロールプレイに没入しやすいという特徴もあったため，ロールプレイによる行動技法による対処法は比較的効果的であった。認知技法は知的能力が低いと困難になるが，対象者のように知的能力が高く，思路障害が目立たなくても，幻覚・妄想と結びついた

認知は修正が困難で，幻覚からの指示に抵抗することは困難であった。

　アンガーマネージメントは怒りのサイクルを描き，行動化に至る前にサイクルを断つようパターンの修正と対処法の獲得を進めるリラプスプリベンションの形態をとっている。サイクルの1カ所でもパターンを変え，他害行為を防ぐことができれば成功と言ってよかろう。提示した事例ではサイクルの思考の部分での修正は困難であったが，行動の段階での修正には一定の効果があり，薬物療法による情動の安定や活動の幅を増やすOTの効果もあって怒声の減少が得られた。また本事例では般化の困難に対して実際に怒りが生じる個室でのロールプレイを行って対応したが，その後，退院先の環境での般化のために担当看護師を中心として退院先への外出・外泊の繰り返し，パターンの定着の試みを繰り返した後に退院となっている（佐藤ら，2011）。

　前章からアンガーマネージメントを主題として論じてきたが，前章冒頭に述べたようにアンガーマネージメントは認知行動療法の技法を用いたスキル獲得型のプログラムとして医療観察法医療における心理的アプローチとして求められているものである。本書第5章，第6章には罪悪感を抱えることについて精神分析理論，特に対象関係論を理解のために用いており，本章では認知行動療法や動機づけ面接法を用いているが，本書は理論の統合を目指しているわけではない。医療観察法医療という1つの領域において求められる技法，眼前の事例の理解に役立つ理論を援用しているに過ぎない。本章の事例K氏においても，過去の成功体験もあって高いプライドを持っていたK氏の挫折感を防衛するために「空手家」や「軍との通信」という妄想を構築したという理解もある。自己愛を防衛する誇大感につながるからこそ幻覚や妄想の部分が修正困難だったとも考えられるが，筆者を含め担当チームは対象者の自己愛の大きな傷つきを避けるためにこの誇大感による防衛を敢えて崩さないようにしつつ治療を進めた。その上で不適応行動として表れる怒りの表出を抑えるためにアンガーマネージメントを行っている。1つの理論にこだわらずに局面に応じた技法を用

いることが臨床現場では求められるし，殊に医療観察法医療では疾患や他害行為につながる要因の難しさもあり，多様な問題に対する理解と技法が求められる．本書において複数のテーマを章ごとに論じているのも，医療観察法医療における触法精神障害者への心理的アプローチとして重要な事柄を広く伝えるためでもある．

次章では認知行動療法の技法を用いたスキル獲得型のプログラムのもうひとつのものとして，衝動性に対するプログラムを取り上げる．

文　献

Douglas, K. S., Webster, C. D., Hart, S. D., Eaves, D., & Ogloff, J. R. P. (2001). 吉川和男　監訳（2007）．HCR-20 コンパニオンガイド．星和書店，東京．

菊池安希子，岩崎さやか，朝波千尋，福井裕輝，岡田幸之，吉川和男（2007）．統合失調症患者の再他害行為防止のための心理学的介入―医療観察法指定入院医療機関における介入構造―．臨床精神医学，36(9), 1107-1114．

Miller, W. R. & Rollnick, S. (2002). 松島義博，後藤恵　訳（2007）．動機づけ面接法　基礎・実践編．星和書店，東京．

佐藤繁治，河上祐子，壁屋康洋，須藤徹（2011）．重大な他害行為を行った治療抵抗性統合失調症対象者へのチームアプローチ―現実検討能力の獲得に向けた支援を通して―．(第6回司法精神医学会大会　一般演題抄録)．司法精神医学，6, 112．

Willams, E. & Barlow, R. (1998). 壁屋康洋，下里誠治，黒田治　訳（2007）．アンガーコントロールトレーニング―怒りを上手に抑えるためのステップガイド―．星和書店，東京．

第9章 衝動性に対するプログラム "問題解決練習帳"の開発

1. はじめに

　第7章および第8章において，認知行動療法の技法を用いたスキル獲得型のプログラムのひとつとして，アンガーマネージメントを取り上げた。一般的に他害行為につながりやすい要因のひとつとして，怒りのコントロールの他に衝動性が挙げられる。衝動性は暴力のリスクアセスメントツール，HCR-20（Webster et al., 1997/2007）においても内省の欠如や精神疾患の症状等と並んで動的なリスクファクターのひとつに挙げられている。ここでいう衝動性とは，カッとなりやすいといった怒りに関するものに限らず，計画性のなさや，思いついてすぐに行動するといった特徴を指す。医療観察法医療の対象者には被害的な妄想に基づいて他害行為を行った者が多いが，ここで言う衝動性を評価する際に注目するのが，対象者が被害者から何らかの危害を受けていると感じてから，あるいは被害者に加害行為を行うことを思いついてから実行するまでの時間である。長時間悩んだ末に実行した，あるいは用意周到に計画してから実行したのであれば衝動性が高いとは評価しないが，思いついてからすぐに行動を起こしていれば衝動性が高いと考える。また目についたものを次々購入する，言うことがコロコロ変わるというのも衝動性が高い人の特徴である。医療観察法対象者のうち衝動性が問題になる者は一部であるが，衝動性が高いと仮に精神症状が消失しても問題行動が持続する場合があり，衝動性自体へのアプロ

ーチが必要になることがある。本章では問題解決能力の向上と衝動性の低下を図るプログラムについて取り上げ，その方法と効果について論じる。

2．衝動性と問題解決療法

　衝動性は問題解決や意思決定の際のプロセスが短絡的で，事前の計画や熟慮が不足していることによる問題ととらえ直すこともできる。Nezu と Nezu（丹野ら，2004）は合理的な問題解決のスタイルを習得することで，「衝動的・不注意」や「回避」といった不適応的な問題解決のスタイルを改善する問題解決療法を開発している。イギリスの司法病棟では，衝動コントロールのための問題解決療法に加え，視点取得訓練，道徳的推論訓練等を含んだパッケージプログラムである Enhanced Thinking Skills Program が実施されている（HM Prison Service Offending Behaviour Programmes, U. K., 2000）。Enhanced Thinking Skills Program はイギリスの刑務所で開発され，再他害行為防止のための治療パッケージとして効果を示している。筆者は Enhanced Thinking Skills Program や Nezu と Nezu（丹野ら，2004）による問題解決療法を参考に，問題解決技能を修得するためのワークブック「問題解決練習帳」を作成し，医療観察法指定入院医療機関において触法精神障害者に適用している（壁屋，2008）。

　問題解決練習帳は①問題をはっきりさせる，②止まって考える，③情報を集める，④解決案を作る，⑤結果を評価する，⑥計画を立てる，⑦計画を実行するといった問題解決の7ステップを学ぶことを通じ，計画的な問題解決能力を高め，衝動的な行動を減らすことを狙っている。

　問題解決練習帳の構成を**表9-1**に挙げる。ワークブックは実際に対象者がシートを埋め，自身の経験した問題についてステップを用いて解決していくことを繰り返し練習し，考え方を身につけるように構成されている。

表9-1 問題解決練習帳の構成

	タイトル	内容
第1回	成功のひけつ	考え方の練習をして計画的に行動するというプログラムの目的を共有する
第2回	問題をはっきりさせる	"今の状態"と"なりたい状態"とのギャップとして問題を定義し、この2つを明確にすることで問題を明らかにする練習を行う
第3回	止まって考える	よく注意して考えてから行動しないと失敗することを伝え、行動する前の自己教示訓練を行う
第4回	情報を集める	意見と事実の違い、良い情報源と悪い情報源の違いを学ぶ
第5回	解決案を作る	ブレーンストーミングを行い、案の是非は保留のままできるだけたくさん解決案を出す練習をする
第6回	結果を評価する	出された解決案に対して利益-不利益分析を行い、短期的・長期的それぞれのプラス・マイナスを挙げる。プラス・マイナスを挙げてから最も良さそうな解決案を選ぶ
第7回	計画を立てる（プラン）	短期的なプラスに目が向きやすいという問題に注意し、問題解決の計画を立てる
第8回	問題解決の実行	問題解決のステップ：①問題をはっきりさせる、②止まって考える、③情報を集める、④解決案を作る、⑤結果を評価する、⑥計画を立てる、⑦計画を実行する、を復習し、問題解決のステップを用いた問題解決を練習する
第9回	練習（1）	問題解決のステップを用いた問題解決を練習する
第10回	練習（2）	問題解決のステップを用いた問題解決を練習する
第11回	練習（3）	問題解決のステップを用いた問題解決を練習する
第12回	まとめと修了式	問題解決のステップを用いた問題解決の練習とプログラムのまとめ

3．事例への適用

　これまで問題解決練習帳は個別のセッションにおいて数例に適用してきたが、本章では第4章で対象行為を扱うためのワークブックを実施したE氏への実践を取り上げ、プログラムの効果について考察する。
　第4章に紹介したように、E氏の対象行為は精神症状に影響されての殺

状況	認知（考え方）	行動	結果
家で寝ているときに，外で話し声がした。	*外がさわがしいと思う。*	*注意する。*	*収まるかケンカになるか？　どっちか。*

図 9-1　課題：認知行動モデル
斜体は対象者記入。

人であり，対象行為は衝動性によるものではないが，アルバイトを転々とする，知人に金を騙し取られる，性急に退院を求める，入院中の職業訓練を求める等の衝動的な行動傾向が見られた。そのため，服薬の継続，通院等の治療の継続に衝動性が悪影響を及ぼすおそれがあると考え，本プログラムに導入した。

　本プログラム実施は入院8カ月目～13カ月目であり，以前に対象行為のプロセスの整理，疾患教育を経て，第5章に記した対象行為の内省などのアプローチを終えた後である。プログラムは個別面接の形式で実施し，週1回，約50分間のセッションを18回にわたって行った。プログラム導入に際しては，対象者の「視野が狭くなる」という問題を共有してから導入している。

　以下にワークブックに対する対象者の記述，および対象者と筆者のやりとりを抜粋し，実際の治療経過を示す（以下筆者と対象者の面接回数を記号♯にて，筆者の言葉を〈　〉，対象者の言葉を「　」として表記する）。

♯37　本プログラムを説明して導入。ワークブック第1回で考えて計画的に行動することが成功のひけつであると話し合った後，認知行動モデルの理解のために図9-1の課題──"家で寝ているときに外で話し声がした"という状況での"認知""行動""結果"の記入を求めた。対象者は課題を読むなり「注意する」と答えたため，〈それが衝動的という。注意するのは行動であって，その前に何か考えがあったはず〉と伝え，行動する前に考えることを伝えるとともに記入を求めた（図9-1）。

第 9 章　衝動性に対するプログラム"問題解決練習帳"の開発　117

> （2）Cさんはいつもよく眠れません。それというのもアパートのとなりの部屋から大きな音で音楽をかけているのが聞こえてくるからです。
>
> 今の状態
>
> 「うるさい！」と思いながら耳をふさぐ。
>
> なりたい状態
>
> 我慢できなくて注意しに行く。
> →（正解）きちんとした睡眠をとる。よく寝ること。

図 9-2　課題："今の状態"と"なりたい状態"

\# 38　ワークブック第 2 回。"今の状態"と"なりたい状態"とのギャップとして問題を定義し，例示された状況ごとに"今の状態"と"なりたい状態"を記入する課題を行った（図 9-2）。対象者は"なりたい状態"に"我慢できなくて注意しに行く"と記入したため，〈それは手段であって目標ではない。目標は"眠れること"〉と伝え対象者が正解を追記した。同様の問題を 4 問実施したが，対象者の理解が不十分なため，更に 10 問追加して宿題として渡した。

\# 39　ワークブック第 3 回で止まって考えることの重要性を学習した後，ショッピングセンターへの外出予定が近づいていたため，自己教示訓練の宿題として〈店で何を買ってもよいけど，買う前に買おうかどうしようか止まって考えてください〉と伝える。また，自己教示訓練の課題を対象者に挙げるよう促したが，挙げることが難しかったため，過去に衝動的に行動して失敗した体験を別紙にできるだけたくさん記入することを宿題とした。

\# 40-41：宿題として課していた，"過去に衝動的に行動して失敗した体験"には「友達にライバル意識を持ってしまって，ついつい同じ値段のやつを買ってしまった」，「給料をもらってすぐにギャンブルに使ってしまった」等から携帯電話や財布の忘れものも含めて 14 の経

験を記載してくれた。一方でショッピングセンターへの外出で購入前に「止まって考える」宿題は忘れ，カップラーメン等を大量に購入。商品を選ぶ際は，迷わずにパッパッとカゴに入れていた。ワークブックでは第4回の"情報を集める"ステップについて学習。

42-47　ワークブック第5回〜第7回を実施。例題にて問題解決のステップ①"問題をはっきりさせる"，②"止まって考える"，③"情報を集める"，④"解決案を作る"，⑤"結果を評価する"，⑥"計画を立てる"，⑦"計画を実行する"の7つのステップを解説するが，対象者が自分の体験と比較して考えることができないため，「○○さんは車が大好きです。愛車のセリカでドライブに行くのが趣味です。中古で買ってもうすぐ車検で，走行距離も10万kmを越えました。そんなとき新型車のCMを見て，いいなあと思いますが，貯金は30万円しかありません」等の対象者の体験に類似した例題を追加し，対象者自身の体験に引き寄せて問題解決のステップの学習を繰り返した。

48-54　ワークブック第8回〜第12回を実施。ワークブックの内容も問題解決のステップを用いて実際に問題解決を試みる課題であるが，対象者が実感を伴った理解を深めることに困難があったことと，対象者自身が今後解決したい課題としてワークブックの回数以上に挙げてくれたため，筆者から更に課題のシートを追加して問題解決のステップの練習を繰り返し，セッションを計18回にまで増やして実施してプログラムを終えた。図9-3，図9-4にその課題のひとつを挙げる。

4．プログラムの効果

　図9-3，図9-4に挙げた形式に沿って，対象者の現在・過去の問題から11問にわたって演習を繰り返した結果，いくつかの面で対象者の行動に

第9章 衝動性に対するプログラム"問題解決練習帳"の開発　119

第1ステップ

今の状態

> 友達にライバル意識を持ってしまうこと。

なりたい状態

> 本当に自分が大切な品物選びをする。

第2ステップ

> 止まって考えること。

第3ステップ

> 他にいいのがないか調べる。

第4ステップ + 第5ステップ

解決案1

> 他にいいのがないか調べる。

	プラス	マイナス
短期的	同じ品物でも安く買える場合がある	調べるのが面倒
長期的	事前にチェックすることで貯金や余ったお金で他の品物を買うことができる	なし

図9-3　問題解決の7ステップの演習

変化が見られた。

1）買い物行動の変化

プログラム導入1カ月後の外出では，上記のように＃39に購入時に「止まって考える」ことを宿題としていたが，宿題を忘れてカップラーメン等を大量に購入。商品を選ぶ際は，迷わずにパッパッとカゴに入れた。しかし導入3カ月後の外出では，外出前の＃51に衝動買いに対する解決案を考えることを課題にし，その結果対象者がプランとして事前に買い物

解決案 2
止まって考えること

	プラス	マイナス
短期的	衝動買いしなくてすむ	なし
長期的	自分も欲しいと思うけど我慢することで後で良い買い物ができる	なし

解決案 3
ライバル意識を持たないこと

	プラス	マイナス
短期的	損しなくてすむ	相手の品物より負けてしまうと思ってしまい悔しい
長期的	自分の基準で買い物ができる	なし

第 6 ステップ ＋ 第 7 ステップ

他にもっといい品物がないか調べてから買う。
止まって考えてから買い物をする。
ライバル意識を持たずに自分に必要な物だけを買う。
衝動的なことをしないように心がけをする。

図 9-4　問題解決の 7 ステップの演習（つづき）

リストを作成した。実際の外出時には筆者は同伴していないが，カップラーメン等は「買ったら壁屋さんに言われると思って止めました」と言い，その前の買い物時のように大量に購入することはなかった。リスト以外にパンを購入するが，購入前に「止まって考える」ことは実行した。商品を選ぶ際は，以前のように迷わずパッパッとカゴに入れるのではなく，「欲しいなあ……やっぱりやめよう」などつぶやきながら商品を見て，店員に

もっと安いものがないか尋ねるなどの行動が見られた。

2）作業療法場面での変化

プログラム導入前には，OT（作業療法）セッションでの食器を洗って片付けるという課題に際し，洗った食器を濡れたまま棚にしまって「全部できた」との自己評価を行った。そこから周囲が見られない，自分の行動を客観視できないという評価がなされていた。

しかしプログラム導入3カ月後のOTセッションで，①パンを焼く，②目玉焼きを作る，③コーヒーを入れる，の3つを同時に行う課題が与えられたところ，①②は同時並行で行えたが，③コーヒーを入れるのを忘れた。コーヒーを忘れたことを作業療法士に指摘されると対象者は動揺し，インスタントコーヒーの粉末を保存するためにまとめて入れていた紙コップにそのまま湯を注ぎ，非常に濃いコーヒーになってしまった。それに対し，対象者自身，前は全然できなかったが，今回は2つはできて進歩した，コーヒーを忘れたのはできなかった点，と自己評価した。そこから，自分のできていない点が評価できるようになったことが観察された。

また，油を探すのに冷蔵庫などを手当たり次第に開いてしまうが，作業療法士より〈油は普通どこにありますか？〉と尋ねられ，対象者より「壁屋さんとやっているのはこういうことですね」との発言があり，対象者の中で問題解決練習帳で行っているテーマが日常生活場面に近い行動の中でつなげて考えられていることが見られた。またOTでの調理時にはガスの元栓などを指差し確認する行動が見られるようになり，対象者の中で慎重に行おうという意識が見られるようになった。

3）行動の自制

また問題解決練習帳導入前には，他のプログラム目的でパソコンを貸し出していた際，30分という使用時間の約束にもかかわらず「時間が足りないから」と看護師の制止を聞かずに1時間使用し続けることが貸出しの

初回から見られていた。

　しかしプログラム導入2カ月後に病棟内の共有スペースに私物を置いて看護師に注意されることがあり当初ムッとしたが，説明すると対象者は了承し，以前よりも納得するのが早くなったとの評価を得た。

5．考察

　前項に挙げたように，提示した事例において問題解決練習帳を通じて対象者は「自分に衝動性の問題がある」との問題意識を持続させ，衝動性の低下につなげることができた。学習していることを意識し，他の場面（他害行為の防止に必要なことを問われたときなど）でも「止まって考える」ことを必要な対策として挙げることができたことからもその効果がうかがえる。プログラムを通じて対象者の思考と行動のパターンに変化をもたらすことができたと考えられるが，この変化につながった要因について以下に考察したい。

　まずワークブックで進められる問題解決の7ステップの学習による効果として，行動プロセスの意識化が挙げられる。衝動性が高い対象者は，それまで問題認知―意思決定―行動のプロセスを意識せずに行動してきたと思われるが，この問題解決のステップの学習は，この問題認知―意思決定―行動のプロセスを意識化することを強いる。衝動コントロールのためには自分のプロセスを意識化することがまず重要であり，そこから別の選択肢を考えたり，行動をコントロールすることが始まる。本事例でも問題解決をステップとして認識し，思考のプロセスを練習することで，行動化の前に止まって考えるプロセスを踏むというパターンの獲得につながったと考えられる。OT場面で油を探す際に「壁屋さんとやっているのはこういうことですね」と発言したり，買い物時に「買ったら壁屋さんに言われると思って」と言うのは，その場面での思考―行動プロセスと，治療プログラムで行っていることが対象者の中でつながったということを示唆してお

り，また同時に行動時点のプロセスにおいて，プログラムで練習しているような問題解決の行為を行っていることを対象者が意識できていることを示唆している。この意識化には問題解決の7つのステップの学習が貢献していると考えられ，必ずしも7つのステップである必要はないかもしれないが，一定の方法で問題解決のプロセスを踏む練習を繰り返すことで，問題解決の際の意識化がもたらされたと考えられる。

　この行動の前のプロセスの意識化に本プログラムが役立っているが，課題の理解と般化には本人の経験に沿った課題の設定と演習の反復が必要であった。ワークブックには問題解決のステップを学ぶための例題も用意しているが，対象者自身の体験でない例題では理解が深まりにくく，本人の過去の失敗体験を挙げてもらって題材にすることで理解が深まり，外出での買い物時等にホームワークとすることで，前章の事例と同様に実際の生活状況での練習によって般化につながっている。またプログラムの効果の般化に関しては多職種の連携も重要な要因である。前項に対象者の行動上の変化に観察されたプログラムの効果を論じたが，その行動上の変化は全て筆者（臨床心理士）ではなく他職種によって観察された項目である。1）の外出時の買い物行動，および3）の看護師に注意されたときの対応は，それぞれ看護師が筆者の進めていたプログラムとの関連で衝動性に関する行動を観察・評価していたものである。また2）のOT場面では，作業療法士がより実生活に近いセッティングでのトレーニングをしながら，問題解決練習帳での課題と関連づけて対象者に課題を伝え，生活場面とプログラムとのリンクを促した。これによって対象者自身もプログラムを日常生活内で意識し，般化へと至ったという効果も大きい。

　このようにワークブックを用いて問題解決のステップを学習し，反復することによって，それまで意識せずに行ってきた問題認知—意思決定—行動のプロセスを意識化することにつながり，対象者の体験に近い課題設定と生活場面でのホームワーク，また多職種の連携によってプログラム外の場面でプログラムを意識づけることによって般化につながったと考えられ

る。更に付け加えると，本事例においては，第4章に挙げた対象行為の重大さを認識するアプローチの後に実施したこともあって，問題意識と動機づけが高い状態でプログラムに臨むことができたこともプログラムの効果につながっていると考えられる。前章に挙げたアンガーマネージメントも同様であるが，スキル獲得型のプログラムには本人の動機づけが非常に重要となる。前章のK氏において，治療初期に筆者がK氏の怒り，暴力へとつながるパターンを図式化したことでK氏が自ら「イライラするのを治したい」と希望し，怒りのコントロールへの動機づけが得られた。同様に本章のE氏においても，本プログラムの前に問題意識の共有を十分行えたことが治療効果にもつながっていると思われる。

6．おわりに

　上記のように問題解決練習帳を用いたプログラムは，問題解決のステップの意識化や生活状況での練習によって衝動性の改善につながることが示せた。しかし今後，適用事例を増やしていきプログラムの効果を検証し続けていくことも必要である。本章では医療観察法医療における心理的アプローチとして求められるスキル獲得型のプログラムのひとつとして，問題解決能力の向上と衝動性の低下を図る問題解決練習帳を取り上げた。前章のアンガーマネージメントと同様に，本プログラムも対象者の抱える問題点，他害行為につながる要因あるいは治療ニーズに応じて実施することが求められる。類似のプログラムが菊池ら（2008, 2009）によっても開発されているが，本プログラムも1つの選択肢として考えられたい。

　本論では第4章から本章まで医療観察法医療において臨床心理士に求められる治療として対象行為の振り返りと罪悪感へのアプローチ，また認知行動療法の技法を用いたスキル獲得型のプログラムの中からアンガーマネージメントと問題解決練習帳について実践報告を通じて論じてきた。次章では医療観察法指定入院医療機関での入院から退院までの臨床心理士の関

わりを取り上げ，本書のまとめへとつなげる。

文　献

HM Prison Service Offending Behaviour Programmes, U. K.（2000）. Enhanced Thinking Skills Programme.

壁屋康洋（2008）．衝動性に対する治療プログラムの開発（第3回司法精神医学会大会　一般演題抄録）．司法精神医学，3, 136.

菊池安希子，朝波千尋，安藤久美子，今村扶美，岩崎さやか，大迫充江，小原陽子，金子一恵，小松容子，田川理絵，樽谷敏広，三澤剛，水野由紀子，平林直次，吉川和男（2008）．武蔵病院医療観察法病棟における一般的他害行為防止プログラムの開発（第3回司法精神医学会大会　一般演題抄録）．司法精神医学，3, 135.

菊池安希子，岩崎さやか，水野由紀子，美濃由紀子，朝波千尋，樽谷敏広，安藤久美子，平林直次，吉川和男（2009）．武蔵病院医療観察法病棟における一般的他害行為防止プログラムの試行（第4回司法精神医学会大会　一般演題抄録）．司法精神医学，4, 104.

丹野義彦，坂野雄二，長谷川寿一，熊野宏昭，久保木富房　編著（2004）．認知行動療法の臨床ワークショップ2　アーサー＆クリスティン・ネズとガレティの面接技法．金子書房，東京．

Webster, C. D., Douglas, K. S., Eaves, D., & Hart, S. D.（1997）. 吉川和男　監訳（2007）． HCR-20. 星和書店，東京．

第10章 退院までの一連の実践

1．はじめに

　本書第3章から多職種チームの連携，対象行為の振り返り，アンガーマネージメント，衝動性に対するプログラムと，個々のアプローチについて事例を通じて取り上げ，考察を加えてきた。ここまで論じてきたように，医療観察法医療における心理的アプローチには再犯防止を目的とした加害者治療であり，また対象者の意思によらない強制医療であるという特殊性がある。その中で第3章以降に事例を示して論じてきたテーマは，対象者の社会復帰に向けた治療の重要な要素である。では，これらの要素をつなげると全体としてどのような関わりになるのか。ここまで取り上げてきた一つ一つのテーマに対する臨床心理士の関わりをまとめる意味で，本章では医療観察法の指定入院医療機関での入院事例における，入院から退院までの一連の臨床心理士の関わりを提示する。本章によって，第3章以降に論じてきた一つ一つの関わりが一貫した治療としてつなげられる形を描き，医療観察法医療における臨床心理士の役割とその介入について考察したい。

2．事例の概要

事例：L氏　70代男性。妄想性障害
対象行為：妻への傷害。妻に自分が殺されるのではないかとの不安から金

槌で就寝中の妻に殴りかかったが，傷害にとどまった。対象行為の2年前から難聴あり。精神疾患の既往はないが，対象行為の約半年前に身体の不調から自分が死ぬのではないかと不安になり，遺産分与の手続きを始めた。その後，土地の登記をめぐって周囲がグルになって自分をだましているのではないかとの妄想を抱くようになり，次第に妄想の対象が広がり，対象行為につながった。

3．入院治療の経過と臨床心理士の関わり

以下筆者および看護師の言葉を〈　〉，L氏の言葉を「　」で表記する。

第1期：入院1カ月目―アセスメント

鑑定入院中には，「病院の医師もグル」と言って服薬への拒否が強かったが，医療観察法病棟入院後は治療拒否はなく，対象行為についても「ひどいことをした。病気だった。殺さずに済んだのは不幸中の幸いだった」と言う。病棟ではにこやかで人当たりが良い。難聴のため言葉が通じにくいことがしばしば見られた。

筆者はWAIS-R，記憶力や病識についての心理検査，および妄想のチェックリストであるDICLを実施。心理検査からは境界域の知能水準と，軽度の記憶力障害が認められた。対象行為に至った妄想および鑑定入院中の妄想に関しては「おかしかった」と病識を認めた。一方で不動産に対する疑念や難聴のためにのけ者にされるという感覚は持続していたが，持続する疑念も冷静に話し合うことは可能で，対象化していく見込みはあると考えられた。

またこの頃L氏は退院後の生活について「妻とはもう一緒には住めないだろうから，1人暮らしする」と言い，これまでの生活でほとんどしたことのない調理の訓練などを希望した。このころ息子が面会に訪れ，「全然変わっていない」と憤慨して帰られた。

第2期：入院2〜4カ月目—妄想の心理教育

　担当多職種チームによる治療計画会議において担当看護師から共同での心理教育を提案され，個別にL氏の妄想についての心理教育を実施した。およそ週に1回の頻度で，1回約1時間，当初は担当看護師と筆者，L氏の2対1の構造で行い，慣れるにつれ筆者とL氏の1対1とした。L氏は難聴のため筆者の言葉がなかなか伝わらず，担当看護師が耳元で大きな声で繰り返し言って伝えることも行われた。L氏の理解力の問題，また担当看護師からL氏はテキストと板書に注意を配分することが困難と指摘され，特定のテキストは用いず，L氏の体験を整理しつつ妄想とその治療についての説明を加え，板書にまとめたものを渡すという形式をとった。一通り終えた後に心理教育で行ったものを筆者がL氏専用のテキストとして整理し直して渡した。

1回目：筆者から"妄想＝思い込み"として"悪口を言われる""操られる"などのよくある例を挙げて説明。L氏は当初から"妄想"という言葉を抵抗なく受け入れることができたが，"操られる"を"だまされる"と混同するなど一般的な妄想の理解は困難であった。

　妄想のはじまりとして，①難聴，②不眠，③不動産屋がだまそうとしていると思いこむ，これらがきっかけだろうと伝えた（図10-1）。難聴や不眠から妄想が広がるという点には深く頷いて理解を示した。

　不動産屋がだまそうとしている→司法書士もグル→妻の兄もグル→妻もグル→息子もグル→息子の嫁もグル→病院もグルの順に発展していったのでは，と示した（図10-2）。L氏は「事件時は全て本当だと思っていた。今は"司法書士がグル"までは本当と思うが，家族の部分からは妄想」と言った。

2回目："不動産屋がだまそうとしている→司法書士もグル→妻の兄もグル→妻もグル→息子もグル→息子の嫁もグル→病院もグル"と発展していった妄想の内容をL氏に尋ねて整理した（図10-2）。

2. 妄想のはじまり

① 難聴

一般的に，難聴のある人は妄想を持ちやすいと言われています。

聞こえない
⬇
のけ者，仲間はずれにされると感じる
⬇
「悪口言っているのでは？」「何かたくらんでいるのでは？」と考える

このように難聴で聞こえにくいことから妄想がひろがりやすいです

② 不眠

眠れない
⬇
疲れがとれない
⬇
頭のはたらきが変になる

不眠はほとんどの精神科の病気で見られる症状です。また眠れないと，頭が休まらないので，頭のはたらきがおかしくなり，いろんな症状が起こります。妄想もその1つです。

図 10-1　妄想のはじまり（難聴・不眠）
テキストより抜粋。

3回目：前回整理した妄想の発展の流れを確認し，出来事の経過も含めた妄想がエスカレートした流れを整理。
4回目：前回に続いて妄想がエスカレートした過程を整理し，確認した。
5回目：引き続き妄想がエスカレートする過程を整理。また〈"あの時ああすればよかった，事件にはならなかった"というのはどうですか？ いつ，どうしておけば事件にならずに済んだと思いますか？〉とL氏に尋ね，〈この質問に具体的な答えができないと退院できないんдля

> ④ 事業の拡大と不動産とのかかわり
>
> 　体の心配が妄想につながりやすいように，事業を広げ，不動産とのかかわりがふえ，心配事が多いと妄想が起こりやすくなります。 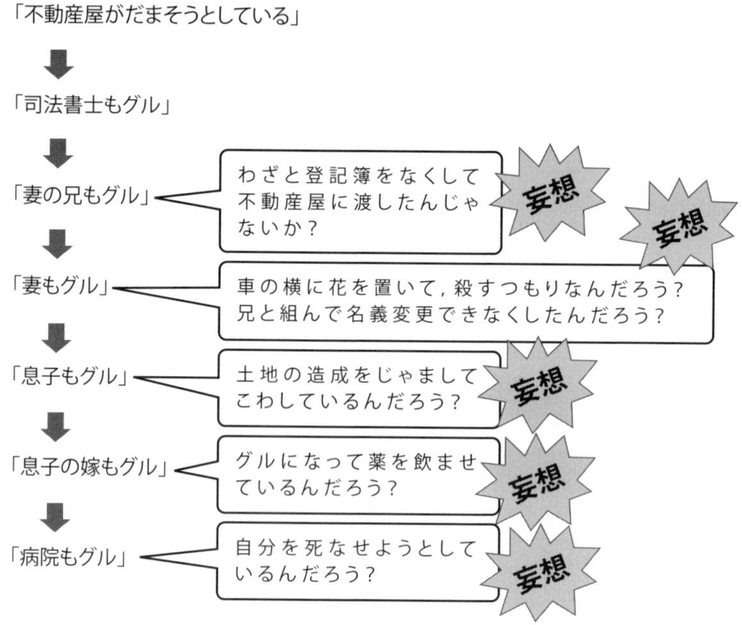
>
> 「不動産屋がだまそうとしている」
> ↓
> 「司法書士もグル」
> ↓
> 「妻の兄もグル」 ← わざと登記簿をなくして不動産屋に渡したんじゃないか？【妄想】【妄想】
> ↓
> 「妻もグル」 ← 車の横に花を置いて，殺すつもりなんだろう？
> 兄と組んで名義変更できなくしたんだろう？
> ↓
> 「息子もグル」 ← 土地の造成をじゃまして こわしているんだろう？【妄想】
> ↓
> 「息子の嫁もグル」 ← グルになって薬を飲ませているんだろう？【妄想】
> ↓
> 「病院もグル」 ← 自分を死なせようとしているんだろう？【妄想】
>
> 　このように疑いが広がりました。最初の「不動産屋がだまそうとしている」というところは現実だったかもしれませんが，だんだん疑心暗鬼になり，疑いが広がって家族や病院まで疑ってしまいました。

図10-2　妄想のはじまり（不動産とのかかわり）
テキストより抜粋。

これを考えましょう〉と投げかけた。

6回目：薬のはたらきを図に描いて説明，L氏の飲んでいた肝臓の薬と同様に精神安定剤も続けることが必要と伝えた。再発の危険が高まるときとして①薬をやめたとき，②眠れないとき，③難聴のために仲間はずれにされるという気持ちが強まったとき，④事業を広げて不動産屋とのかかわりが増えたとき，⑤体の調子が悪くなったときを挙げた。

ここで5項目を挙げているが，全てL氏の経過を踏まえて設定している。中でも④は，L氏が賃貸業を営んでいて自分の事業の拡大に大きな価値を置いていること，また不動産屋がだまそうとするという一般的に起こり得ることから疑いの対象が拡大したという対象行為前の経緯から，特に事業の拡大と不動産屋との接触は悪化の危険性を高める要因と考えられた。また⑤は対象行為前の妄想形成に先駆して体の不調から自己の生命への不安が高まって，遺産分与の手続きを進めようとしたことをきっかけに不動産の問題へとつながっている。そのため身体の不調も悪化の要因となると考えられた。

　その後，入院4カ月目に6回の心理教育の内容をパソコンで作り直してテキストにし，L氏に渡した（図10-1，図10-2）。テキストの最後に設問を設け，事件にならないために①いつ，②どうすればよかったか，および③これからの生活で大切なことを宿題として，担当看護師と相談して考えるよう伝えた。①②には翌週に「妄想がエスカレートする前。専門の病院へ行く」との回答。③にはその場で「これからは，薬を飲む，事業をやめる」と言った。

第3期：入院5〜6カ月目—面会・外泊の予行演習

　入院5カ月目に2度目の面会がある。筆者は担当看護師と共に面会の予行演習としてロールプレイを行い，伝える内容，言うべきでないことを紙にまとめて渡した。

　入院6カ月目の外泊に先立ち，外泊時に行われる通院医療機関の医師との面接のロールプレイを行い，筆者が医師役としてL氏に質問。再発の危険性が高まる要因として①薬をやめたとき，②眠れないとき，③難聴のために仲間はずれにされるという気持ちが強まったとき，④事業を広げて不動産とのかかわりが増えたとき，⑤体の調子が悪くなったときの5つを繰り返し確認して覚えてもらった。また，この5項目に注意サインとして

再発の危険につながるものをチェックしましょう							
期間	服薬	睡眠	聞こえなくて不信感	不動産とのかかわり	体の不調	疑い
	問題なし＝○ 問題あり＝×	問題なし＝○ 問題あり＝×	問題なし＝○ 問題あり＝×	問題なし＝○ 問題あり＝×	問題なし＝○ 問題あり＝×	問題なし＝○ 問題あり＝×
10/23〜10/29						
10/30〜11/5						
11/6〜11/12						
11/13〜11/19						

図 10-3　セルフモニタリング記録用紙

の⑥疑いを含めた6項目について，セルフモニタリング（図 10-3）を開始した．このセルフモニタリングは以後継続して行った．

外泊時に想定される家族との面接場面のロールプレイも行い，筆者が息子役を行ってL氏に非難されたときの対応を求めた．〈父ちゃん久しぶりに地元に帰ってきたけど，ニュースや新聞に出て，俺たち肩身が狭いんよ〉「仕方ないやないか」〈仕方ないと言っても，父ちゃんは仕方ないかもしれんけど，こっちはたまらんよ〉「ニュースに載ったものは仕方ない．病気でやったんだから仕方ない．もう治ったから大丈夫」と表情硬く応答し，L氏はスタッフに見せる人当たりの良い顔とは違う，威張った親父の顔をのぞかせた．

第4期：入院7〜8カ月目—対象行為の重大さの振り返り

初回の外泊を終え，退院へ向け調整を進めていたが，退院後の居住先が決まらず，通院医療機関からは妻との関係を修復する期間をとるための任意入院も提案されていた．外泊時は妻がL氏と2人きりで泊まるのを不安に思い，息子が一緒に泊まることとなった．L氏は病識を持ち，悪化の要因のセルフモニタリングに取り組んでいたが，対象行為の重大さの認識

1. Lさんの起こした事件

これまでLさんの妄想についてふり返りました。ここで，思い出したくないとは思いますが，Lさんが妄想のせいでしてしまったことをもう一度ふり返ってください。

① Lさんが奥さんをハンマーでなぐった＝事件

何時ごろ？

> 夜中，2時ごろと思う。

そのとき奥さんは何をしていた？

> 眠っていた。起こしてからやった。

そのとき奥さんを見てLさんはどう思った？

> やってしまったと思う，後のまつり，後悔－警察に行った。
> 憎い，その日にやらないかん，思い切ってやった。

ハンマーを振り下ろしたときの奥さんの反応は？

> 近所に逃げて行った。血を流していた。

そのあとLさんはどうした？

> 警察へ自首しました。

それから奥さんはどうなった？

> 病院に救急車で行ったと思う。

図10-4 内省ワークシート1
枠囲みは本人記入欄。

が薄く「病気だったからしょうがない」との言葉が再三聞かれ，家族とL氏との間に温度差が認められた。そのため対象行為の振り返りを地域から依頼されたこともあり，2度目の外泊を前にして，筆者は担当看護師からL氏の対象行為の重大さの認識を深め，家族への共感性を高めるアプローチを求められた。筆者はワークシート（**図10-4**，**図10-5**他3枚）を作成。担当看護師と共にワークシートを用いて面接を行い，構造化された形で対象行為とその影響を振り返るよう促すことで，家族との対象行為の重

2. 奥さんの気持ち

　Lさんが妄想のために奥さんを疑い，傷つけてしまいました。そのときの奥さんの気持ちを想像してみてください。

① 義兄とグルだと疑われたとき
> 義兄さん達にすまないと思っただろう，悲しい。

② 造成のじゃまをしていると言われたとき
> 兄弟や家族がこの様な事をしない，歯がゆい。

③ きゅうすをテレビに投げつけられたとき
> このような荒っぽい事は初めてだと思う（何を考えているんだろう夫は）。

④ 突然ふとんをはいで起こされてたたかれたとき
> おどろいたと思う。

⑤ ハンマーでなぐられたとき
> 痛かっただろう。逃げたが勝ちと思った。怖い。

⑥ 夫が警察につれて行かれ，入院になったとき
> 夫は頭が異常だったと気がつく。

⑦ 夫になぐられた自分のケガのために通院するとき
> 他人に対し恥ずかしいと思う。自分が思うようにいかないため，歯がゆい。

⑧ 面会で夫と会ったとき
> 会いたくなかったと思う。

⑨ 外泊を受け入れるよう頼まれたとき
> 自分は別にホテルに外泊すると思う。

⑩ 自分を殺そうとした夫と一緒に眠るとき
> 緊張して一緒には眠れないと思う。

図 10-5　内省ワークシート2
枠囲みは本人記入欄。

大さを再認識して家族との温度差を縮めることと，暴力行為の回避およびそのための対処行動の重要性の認識とモチベーションを高めることを狙った。

1回目：筆者からワークシート"1．Lさんの起こした事件"（図10-4）を渡し，〈外泊が来月にありますが，前回は顔合わせ程度で，今度はもっと詳しく聞かれます。前回通院先の医者から言われたこともあり，事件の振り返り，妻や家族の気持ちを考えることをしてもらおうと思います。それは退院して奥さんと一緒に暮らせるようになるためです〉と伝えた。L氏は表情が硬くなり，何度か聞き返した。じっとワークシートの内容を見て，更に表情が険しくなったが，「うん，分かった」と受け入れた。担当看護師から〈外泊は，息子さんが一緒に泊まってくれて，奥さんが一緒に泊まってくれるようになったよ。外泊を頼んだらそれで2〜3週間悩んだらしいよ〉と伝えた。L氏は神妙な表情で頷きつつ聞いて受け入れた。

2回目：1回目の課題は宿題でこなされた。2回目の課題"2．奥さんの気持ち"（図10-5）を渡した。担当看護師が後に訪室すると，L氏は気持ちが書けずに出来事や言ったことを書こうとしていたため，担当看護師から〈楽しい，嬉しい，気分がいい，面白い，つらい，苦しい，悲しい，歯がゆい，きつい，憎い，気持ちが落ち込む，寂しい，驚くといったのが感情。このどれ？ こういうのを書いて〉と伝えて記入してもらった。

3回目：ワークシート"2．奥さんの気持ち"記入分（図10-5）を見ながらL氏と一緒に妻の気持ちを確認した。「朝に記入したが，夜も寝ようとして横になると考えてしまう。考えると眠れなくなるから考えたくない」と話し，ワークシートがストレスになっている，それだけ真剣に考えていることが窺われた。「仕方がないと言ったらいかんけど，こんな夫と結婚して悲しいと思っただろう」と話した。次回課題"3．これ

からのこと"として，①外泊に向けて：息子さんが一緒に泊まるのはなぜでしょう？　②自宅に帰るために：今後奥さんがLさんを家に受け入れてくれるにはどうしたらよいでしょうか？　との課題を渡した。

4回目：課題"3．これからのこと"への回答として，上記①に『なるほど，妻の気持ちもよく分かります。2人ではこわいでしょう。でも，俺の気持ちは安心，安全です』と書かれていた。それに対し，〈今回の外泊で息子が一緒に泊まるのはなぜですか？〉と尋ねた。「妻が怖いと思っているから」〈用心棒として息子さんは泊まるんですね〉「そうだね。孫でもいいけど」〈孫は用心棒にならないでしょう〉と筆者が言うと笑った。自ら用心という言葉を書き足すと言って記入した。②には『分かりました。私が妻に頭を下げ方が足りないと思います。これからも，頑張って下げます。許してくれる』と記入されており，〈謝るのも大事ですが，それ以外に思いつきませんか？〉と尋ねた。「分からない。大丈夫だよ」〈奥さんは今Lさんのことを怖いと感じている。奥さんがLさんのことを怖いと感じなくなるには，Lさんはどうしたらよいでしょう？〉しばらく考えるが「分からない」と言った。筆者は次の課題として①Lさんのことを怖いと思っている奥さんに，自分が怖くないことを分かってもらうにはどうしたらいいですか？　②奥さんが，また事件のようなことが起こるかもしれない，怖いと思うことがあるとすればどんなときですか？　③人生への影響：事件がLさんの人生に与えた影響はどのようなものですか？　④これから気をつけなければならないこと：Lさんが退院後も含めたこれからの生活で気をつけなければならないことは何でしょう？　との4つの設問を課した。

5回目：上記①～④の課題への記入について扱った。①には『妄想は，治っているから心配するなよ』とある一方，②には『家族に黙って事業を始めれば妻がまた妄想が出たと思う』と記入してあった。〈奥さんはどんなときに怖いと思いますか？〉「家族に黙って事業を始める」〈家族に黙って事業を始めたら怖いと思う。事業をするときには相談しないとい

けない〉筆者が板書して説明。「今は変わった。相談する。相談してやったらいいだろう」〈相談してダメと言われたらどうします？〉「……言う通りにする」渋い表情で話した。③の人生の影響としては『妄想のため，家族に心配をかけて困っております。残念です』とのみあるため，〈事件が人生に与えた影響は？　事件前と今とで変わったことは何ですか？〉と改めて尋ねた。「前は自分一人で決めていたけど，今は相談して決めている」〈相談して行動するというのが変わった。前は亭主関白だった。それを書いておいてください〉と伝え，"これからの生活では，家族と相談して決める"と追加記入してもらった。④には『①眠れないとき，②難聴のため仲間外しの敵を作らない，③薬を飲み続ける事，④不動産との事業広げない，⑤体の不調』とモニタリング項目が書かれていた。筆者は外泊に行く車中でワークシートを見返すように依頼し，L氏は外泊に臨んだ。外泊ではL氏は家族に謝罪し，家族からも良くなったとの評価を得た。

第5期：入院9カ月目以降―セルフモニタリングの継続とケア会議

入院9カ月目以後はセルフモニタリング（図10-3）のフォローが筆者の関わりの中心となる。また家族の面会の前に上述のワークシート（図10-4，図10-5他3枚）の振り返りを求めた。入院9カ月目で家族の面会があり，その場で家族から自宅の敷地を貸す話がなされ，それに抵抗するL氏に土地や資産への強いこだわりが見られた。この機に筆者はセルフモニタリングの不動産とのかかわりをチェックするようL氏に求め，セルフモニタリングで悪化の要因に×がつくことはダメではなく，対象項目があれば×をつけてスタッフに詳しく話してほしいと伝えた。

入院10カ月目には筆者もL氏の外泊と地元でのケア会議に同行し，指定通院医療機関の臨床心理士に引き継ぎを行った。退院先については，計6回にわたる面会や外泊での家族とL氏との接触のたびに担当看護師が家族と面接してフォローしていたが，担当看護師も含め当院の担当多職種チ

ームからは被害者でもある家族にL氏の自宅受け入れを求めることはしなかった。しかし結果的には長年連れ添ったL氏を妻が見捨てることができないという気持ちが大きく，L氏の自宅退院，妻との同居が決まった。

　入院11カ月目にはL氏からセルフモニタリングは週に1度のチェックだと忘れやすいので毎日チェックする方が良いと希望され，毎日チェックする方式に変更した。

　退院が近づくにつれ，L氏は早い退院を望まなくなり，「帰ってからが大変。帰ったら親戚にも謝らないといかん」と心配しながら入院後1年1カ月で自宅に退院となった。その後約2年間，セルフモニタリング項目の確認を通院医療機関で続けられたが，妄想の再燃はなく，医療観察法通院処遇の終了が申し立てられた。途中L氏自身から，不眠があって再発ではないかと訴えられることがあり，L氏の疾病理解と治療意欲，セルフモニタリングが持続していたと理解できた。

4．考察

1）強制医療におけるアプローチの構造化

　本事例は医療観察法病棟での治療が奏功した事例のひとつである。入院治療での面接経過を5期に分けて提示し，それぞれの時期に①アセスメント，②妄想の心理教育，③面会・外泊の予行演習，④対象行為の重大さの振り返り，⑤セルフモニタリングの継続とケア会議として示したが，筆者からL氏に行ったアプローチはこれが全てである。L氏へのアプローチは，今回はこれをする，という形で一つ一つが明確に構造化されており，本人の語りを継続的に傾聴するカウンセリング的な面接とは異なる。このような方法をとった理由は，L氏が高齢で理解力に限界があり，また自発的に話すことが少なかったこともあるが，冒頭に述べたような医療観察法による強制治療であったことが大きい。即ち治療のニーズはL氏自身よ

りも強制治療を進める制度の側にある。故に筆者は制度のニーズである「病状の改善と行為の再発防止」に直結する心理教育をアプローチの中心に据えて構造化した関わりを進めている。異論もあるかもしれないが，1日約5万円の入院費が国費で賄われる強制治療という背景を踏まえると，制度の側の治療ニーズを優先して入院期間を短縮した治療を進めるべきであり，それが医療観察法における心理臨床の特質であると筆者は考えている。本事例でも焦点を絞った心理教育的介入が対象者にとって受け入れやすく，この形式のアプローチが効果的であったとも考えられる。

2）治療効果とその要因

前述のように本事例のアプローチは限局しており，A）妄想の心理教育～セルフモニタリング，およびB）ワークシートを用いた対象行為の重大さの振り返りの2つが主である。この2つのアプローチの治療効果とその要因について以下に考察する。

A）妄想の心理教育は，開始当初筆者はL氏の年齢と認知機能の問題等から困難を予想していた。しかし結果として疾病理解と再発の抑止という予想以上の効果を得ることができた。効果が得られた要因として，以下の3点が挙げられる。

①導入時点で，対象行為に至った妄想および鑑定入院中の妄想に関しては「おかしかった」と病識を認めており，一定の準備状態にあったこと。
②「妄想」＝「思い込み」というL氏に分かりやすい言葉を用いたことや，L氏の注意の配分能力に合わせて当初は板書のみとしたことなど，個別にL氏の能力に合わせて実施したこと。
③各セッションの中で特に**図10-1**の"妄想の始まり"の難聴や不眠から妄想が発展するという筆者の説明が，難聴があるために人の会話に入れず，のけものにされる感じを持つL氏の実感にぴたりと符合し

た。また対象行為前には不眠が進み，夜間にトイレに起きる回数が徐々に増えていったというL氏の体験にも符合した。さらに「一般的に，難聴のある人は妄想を持ちやすい」という説明や，不動産や司法書士がグルになってだまそうとするというL氏の話を一般的にあり得ることとして認め，その上で親族へと広がった疑念が妄想であるとした説明方法が，L氏自身が苦痛を感じていた部分が妄想形成の基となったという説明であり，正常からの延長線上にある体験とするノーマライジング（Kingdon & Turkington, 2002/2007）にもなり，L氏にとって受け入れやすかったと考えられること。

これらの要因により，L氏の疾病理解が進み，またその後のモニタリングを通じて，退院後も妄想の再燃を防ぐことができたと考えられる。
　B）ワークシートを用いた対象行為の重大さの振り返りは，今村ら（2007, 2008）を元にして第4章で行った手法である。これは傷害に至った対象行為の被害者への影響を再認識するよう促し，①家族との温度差を縮めること，および，②今後の行動化の抑止とそのための治療と対処行動への意欲を高めることを狙っている。
　課題を進めるに当たり，最初から被害者の感情を想像することを求めても困難なため，その準備として事実の経過と自分の感情（図10-4）を尋ね，その次に被害者の感情（図10-5）の想像を促し，被害者の感情を推測することを通じて自らの行為の重大さを意識してもらってから今後の対策を考える課題へとつなげる構造をとっている。
　このワークシートの実施に関しては，年齢の問題もあるが，亭主関白で家長として長年生きてきて，自分の判断が中心で家族はそれに従うものという観念が強く，家族の感情を想像したことはあまりなかったL氏の経歴に基づく困難があった。導入前には「病気だったからしょうがない」と繰り返し，また第3期のロールプレイでは息子役の筆者に「仕方ないやないか」と強気に対抗して家長的態度を見せたことなどからL氏の抵抗が

予想された。しかし筆者の予想に反してL氏はじっとワークシートを見た後に拒否なく受け入れた。ここでL氏がワークシートに同意し，このアプローチが奏功した最大の要因は，その導入時期であったと考えられる。

筆者はこの時期に担当看護師からの求めがあって導入したのであるが，この時期L氏は外泊が始まり，現実への認識が高まるとともに，妻の不安もあって退院先が決まらないという状況に実感を持って直面することになっていた。そのために，L氏に"退院して奥さんと一緒に暮らせるように"という治療目的が実感を持って感じられ，その治療必要性を認めやすくなり，この時期であったがためにワークシートに入りやすかったと考えられる。そして実感を持って対象行為の重大さと家族の気持ちを考える課題に取り組める時期であったがために，効果をあげることができたと考えられる。

またL氏は当初自分が見聞きした事実ではなくて感情を書くという課題の理解に苦しんだ。しかし事実→感情といった細かなステップを踏んだ課題設定と，筆者から課題を出した後，担当看護師から課題のフォローを行い，記入を求められている感情について選択肢を与える形で説明を加えたことが奏功し，妻の感情理解や，自分ひとりで家族のことを決めてきていたこれまでのやり方を修正することに至り，家族との温度差を縮めるとともに退院後の治療継続への意欲を高めることにつながったと考えられる。

3）多職種チームでの連携

冒頭に述べたように，医療観察法における心理臨床の特殊性として，再他害行為防止と並んで多職種チームでの連携が鍵概念と考えられる。本事例ではA）妄想の心理教育，B）ワークシートを用いた対象行為の重大さの振り返りの両方とも看護師から筆者に提案され，筆者がアプローチの詳細を構成し，担当看護師と共同で，また連携してアプローチを進めた。同

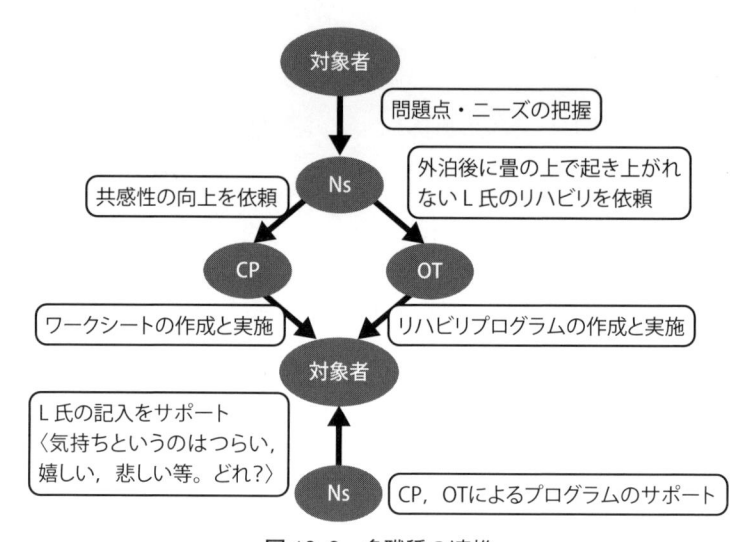

図 10-6　多職種の連携
Ns＝看護師，CP＝臨床心理士，OT＝作業療法士

様に，担当看護師は作業療法士にもL氏のリハビリを依頼するとともに，それぞれの職種のアプローチをサポートしている（図10-6）。看護師が対象者の問題点やニーズを把握し，看護師から依頼を受けて臨床心理士や作業療法士が構造化したアプローチを組み立てて実施し，更に看護師がそのサポートをするという体制によって，治療課題と時期に適したアプローチを実施して効果をあげることができたと言える。

　第3章でも，多職種チームの連携のあり方や役割分担について論じたが，本事例のように看護師ら他職種から把握された治療的ニーズに対し，臨床心理士がアプローチの構造化と実施を担うという形も連携の一形態である。医療観察法指定入院医療機関における多職種チームは，各職種が対等な関係であることを基礎としている。ここで対象者の問題点や治療ニーズを評価するのは全職種であり，多職種チーム会議で共有された問題点や治療ニーズに対して役割分担して治療に当たる。本事例のように，各職種が他の職種に対して治療アプローチの提案を行うことも稀ではなく，提案

を受けた職種が専門性を発揮して具体的な治療アプローチを進めていく。臨床心理士が他職種に治療アプローチを提案することも多いが，本事例の場合は，看護師がL氏と家族との接触場面に常に付き添っていたため，特にB）ワークシートを用いた対象行為の重大さの振り返りの重要性と導入するタイミングを看護師が評価しやすかったことが，本事例での連携（図10-6）につながったと思われる。このように，事例や状況に応じて多職種が相互に意見交換し，治療全体を構造化することが多職種チーム医療を進めていく上で重要であり，治療効果を高める鍵にもなる。

5．おわりに

本書第3章から個々のアプローチについて取り上げてきたが，それら個々のアプローチを統合する意味で，まとめとして本章では入院から退院までの一事例の流れを示した。また本章の事例では前章までに触れてこなかった疾患教育と症状のモニタリング，家族との面会や外泊に向けた家族関係の修復のためのアプローチ，ケア会議における通院医療機関への引き継ぎについても触れた。第3章で取り上げたチームアプローチの構造化，第4章から第6章にかけて取り上げた対象行為の振り返りについても記述している。このように実際の一事例における入院から退院までの臨床心理士の関わりとしては多様な役割が求められ，それらを多職種チームの中で有機的に統合し，成し遂げていくことが必要となる。

第1章に述べたように医療観察法指定入院医療機関では全ての入院対象者に臨床心理士の担当がつくが，必ずしも定期的に面接を続けるという意味ではない。本章の事例のように時期と焦点を絞った関わりである場合も少なくない。この臨床心理士の関わりを考える際にも医療観察法の強制医療という枠組み——対象者ではなく強制治療を進める制度の側にニーズがあるという点，また罪悪感の受容を含めた対象行為の取り扱い，そして多職種チームの連携が鍵となる。つまり「同様の行為を起こすことなく社会

復帰」という医療観察法の目的に合わせ，制度の側のニーズを踏まえて強制入院による医療という枠組みで必要な範囲の関わりを行う。それは自由意志による外来治療とは異なるが，多様な領域へと活動範囲を広げている臨床心理士の新たな関わり方のひとつであろう。

文　献

今村扶美，松本俊彦，藤岡淳子，岩崎さやか，朝波千尋，安藤久美子，平林直次，吉川和男（2007）．心身喪失者等指定入院医療機関における内省治療プログラムの開発（第2回司法精神医学会大会　一般演題抄録）．司法精神医学, 2(1), 97.

今村扶美，松本俊彦，藤岡淳子，岩崎さやか，朝波千尋，安藤久美子，森田展彰，平林直次，吉川和男（2008）．心身喪失者等指定入院医療機関における内省治療プログラムの開発（第2報）（第3回司法精神医学会大会　一般演題抄録）．司法精神医学, 3(1), 136.

Kingdon, D. & Turkington, D. (ed.)(2002)．原田誠一　監訳（2007）．症例から学ぶ統合失調症の認知行動療法．日本評論社，東京．

あとがきとブックリスト

　本書は 2011 年に受理された学位論文を加筆したものである。また本書を構成する各章はこれまでに発表してきたいくつかの実践報告を綴ったものである。

　筆者の医療観察法医療との関わりは，厚生労働省による医療観察法医療の準備として，2003 年秋から 5 カ月間にわたって英国で研修を受けたことに始まる。その間，主として West London Mental Health NHS Trust Ealing 地区で研修を受けた。本書の各章はこの英国研修で学んだことが基礎にあり，そこで触法精神障害者への心理的アプローチとして必要とされたものを試みては事例報告の形にまとめた形になっている。しかしその一方，他害行為を防ぐための心理的アプローチのために必要な技法として英国で見聞きしたものでも，十分に実践できていないものも少なくない。だが幸いにして，筆者が渡英した頃には日本語で読むことのできなかった専門書の多くが訳出された。以下にそのいくつかを紹介する。

1）リスクアセスメント

『PCL-R　第 2 版　日本語版テクニカルマニュアル』
Hare, R. D.（2003）西村由貴　訳（2004）金子書房.

　PCL-R（サイコパシーチェックリスト）はリスクアセスメントそのものではないが，海外の多くのリスクアセスメントツールに含まれる。医療観察法医療や矯正施設で他害行為防止のための治療に関わるならばサイコパシーの概念は押さえておきたい。但し購入には研修を受ける必要がある。研修については PCL-R Japan（http://www.pcl-r.jp/）まで問い合わせていただきたい。

『HCR-20』
Webster, C. D., Douglas, K. S., Eaves, D., Hart, S. D. (1997) 吉川和男　監訳 (2007) 星和書店.

『HCR-20 コンパニオンガイド』
Douglas, K. S., Webster, C. D., Hart, S. D., Eaves, D., Ogloff, J. R. P. (2001) 吉川和男　監訳 (2007) 星和書店.

　海外には多くのリスクアセスメントツールが研究・開発されているが，その多くは静的な（過去の）要因のみで構成されている。HCR-20は過去の要因10項目に加え，現在と未来の項目5項目ずつを加え，変わり得るリスクファクターを組み込んでいるため，治療につなげやすい。特に『HCR-20 コンパニオンガイド』にはHCR-20によってアセスメントされた，変化し得るリスクファクター10項目に則った治療戦略が記されているため，問題点からの治療がすぐに分かり，治療の組み立てにつながる書。

2）弁証法的行動療法

『境界性パーソナリティ障害の弁証法的行動療法―DBTによるBPDの治療』
Linehan, M. M. (1993) 大野裕　監訳 (2007) 誠信書房.

『弁証法的行動療法実践マニュアル―境界性パーソナリティ障害への新しいアプローチ』
Linehan, M. M. (1993) 小野和哉　監訳 (2007) 金剛出版.

　本書では衝動性へのアプローチとして問題解決療法ベースのプログラムを行った事例を取り上げたが，『HCR-20 コンパニオンガイド』には衝動性の治療には弁証法的行動療法が効果的として紹介されている。英国の司法病棟でも実践されていた。

3）統合失調症への認知行動療法

『統合失調症の認知行動療法』
Kingdon, D. G., Turkington, D.（1994）原田誠一　訳（2002）日本評論社.

『症例から学ぶ統合失調症の認知行動療法』
Kingdon, D. & Turkington, D. ed.（2002）原田誠一　監訳（2007）日本評論社.

『統合失調症を理解し支援するための認知行動療法』
Fowler, D., Garety, P., Kuipers, E.（1995）石垣琢麿, 丹野義彦　監訳（2011）金剛出版.

『統合失調症のための集団認知行動法』
Williams, E.（2004）菊池安希子　監訳（2008）星和書店.

『命令幻聴の認知行動療法』
Byrne, S., Birchwood, M., Trower, P. E., Meaden, A.（2006）菊池安希子　監訳（2010）星和書店.

『妄想・幻声・パラノイアへの認知行動療法』
Chadwick, P., Birchwood, M., Trower, P. E.（1996）古村健, 石垣琢磨　監訳（2012）星和書店.

　英国では臨床心理士は全て認知行動療法のトレーニングを受けており，うつや不安だけでなく統合失調症にも認知行動療法が進められ，NHSによる統合失調症治療ガイドラインでも認知行動療法が推奨されている。日本では未だ浸透していないが，ここ数年で次々とマニュアルが訳出されている。筆者はまだ実施できておらず，本書で取り上げられなかったが，この技法がうまく使えれば第8章の事例の治療ももっと変わったかもしれない。筆者が今後最も身につけたいと考えている技法である。

4）動機づけ面接法

『動機づけ面接法　基礎・実践編』
Miller, W. R., Rollnick, S.（2002）松島義博, 後藤恵　訳（2007）星和書店.

『動機づけ面接法　実践入門』
Rollnick, S., Miller, W. R., Butler, C. C.（2008）後藤恵　監訳（2010）星和書店.

　動機づけ面接法は厚生労働省による医療観察法入院処遇ガイドラインに

おいても取り上げられている技法である。他害行為の有無にかかわらず，治療への動機づけの低いクライエントに対する技法として，多くの臨床現場で用いることができる。第8章でも対象者とのやりとりで行き詰まったときに用いて効果的に働いた。

　筆者は医療観察法制度が始まる前から英国研修の機会を頂き，司法精神科医療における臨床心理士の役割として必要とされるものを学び，試行し，そして再検討を繰り返してきた。本書はその結果であり，またここで紹介した弁証法的行動療法や統合失調症への認知行動療法が使えていないことを踏まえると，未だ試行の途上と言えるだろう。わが国の触法精神障害者への心理的アプローチはまだまだ発展途上であり，本書がこの領域に関わる臨床心理士や多職種にとって少しでも参考になれば幸いである。

　本書の上梓は多くの方々の支援があってなし得たことであり，この場を借りてお礼申し上げたい。まず筆者に英国研修の機会を下さった，琉球病院村上優院長に感謝したい。また各章で取り上げている実践報告に際し，発表の同意を下さった対象者の方々，筆者とともに治療にあたった多職種チームの同僚に厚くお礼申し上げる。本書で述べている治療はいずれも対象者本人と多職種チームの協力があってこそである。学位論文としてまとめる際には，京都大学大学院教育学研究科の皆藤章先生，松木邦裕先生，高橋靖恵先生にご指導頂いた。感謝申し上げたい。その後の本書の形への編集・出版に当たっては星和書店の桜岡さおり氏，近藤達哉氏と石澤雄司社長にご支援頂いたことに感謝したい。最後に，家庭内での執筆作業を応援してくれた妻と二人の子に感謝したい。

壁屋康洋

初出一覧

第1章　医療観察法医療における触法精神障害者への心理的アプローチ
壁屋康洋（2011）．触法精神障害者への心理的アプローチ．臨床心理学，66, 898-904, 2011.

第2章　暴力のリスクアセスメント研究の流れ
壁屋康洋，高橋昇（2010）．共通評価項目の信頼性・妥当性に関する研究（1）〜暴力のリスクアセスメント研究および共通評価項目の背景と妥当性に関する議論．厚生労働科学研究費補助金（こころの健康科学研究事業）「医療観察法における医療の質の向上」（主任研究者：中島豊爾）分担研究「入院医療の質向上と標準化に関する研究」（分担研究者：来住由樹，村上優）分担研究報告書．より，筆者執筆分抜粋。

第3章　多職種チームの連携と構造化
壁屋康洋（2006）．チームアプローチにおける多職種の連携―医療観察法病棟での実践を通じて．河合俊雄，岩宮恵子　編．新臨床心理学入門　こころの科学増刊号．日本評論社，東京，pp.136-142.

第4章　対象行為の振り返りのためのプログラム
壁屋康洋（2008）．医療観察法病棟における事件の内省へのアプローチ．司法精神医学，3, 37-43.

第5章　罪悪感の扱い方によって生じる展開と行き詰まり―二事例のセッションの比較から―
壁屋康洋（2008）．罪悪感の扱い方によって生じる展開と行き詰まり〜医療観察法病棟での実践より〜．藤原勝紀　編．創造の臨床事例研究　FJK報告書．4, 53-65.

第6章　罪悪感についての一考察
壁屋康洋（2011）．罪悪感についての一考察．独立行政法人国立病院機構肥前精神医療センター臨床研究部研究業績年俸，24, 167-176.

第7章　アンガーマネージメントとその理論
壁屋康洋（2005）．司法病棟とアンガーマネジメント．アディクションと家族，21(4), 346-352.

第8章　アンガーマネージメントの実践
壁屋康洋（2011）．医療観察法病棟におけるアンガーマネージメントの適用．司法精神医学, 6, 210-228.

第10章　退院までの一連の実践
壁屋康洋（2009）．家族に傷害を犯した妄想性障害の事例へのアプローチ．心理臨床学研究, 27(4), 444-455.
（日本心理臨床学会　平成22年　第20回奨励賞　受賞論文）

なお，全ての章に加筆・修正を行いました。第9章は学位論文のために書き下ろしました。

付　録

付録1
「おだやかブック」解説
おだやかブック

付録2
「発見プログラム」解説
発見プログラム

付録1

「おだやかブック」解説

　ここに収載添付した「おだやかブック」は，本書第7章，第8章に紹介したアンガーマネージメントを簡便に導入するために筆者が作成した冊子である。『アンガーコントロールトレーニング―怒りを上手に抑えるためのステップガイド―』(E. Williams & R. Barlow, 壁屋・下里・黒田　訳. 星和書店, 2007) の訳出前に作成したものであるが，認知行動モデルに沿って怒りのエピソードを記録し，面接場面で認知あるいは行動修正を行うように構成している。クライエントの自習用として配布するのみ，という使い方もできる。

　基本的な進め方は以下の通りである。

1) 「おだやかブック」を渡し，まず読んでもらう（あるいは面接場面で一緒に読む）。
2) 「なぜ怒るか？」の章（おだやかブック p.2～8）で，どれがあてはまりそうか尋ねる。
　　※ここでは怒りにつながりやすい認知特性ないし対人スキルのパターンとして①期待のしすぎ，②怒る以外のやり方が分からない，③悪意を読みとる，の3つのみを取り上げている。
3) 記録の仕方を説明。
4) 「自分の怒りに気づいたら」の章（おだやかブック p.15）で対処法を説明。
5) 毎回記録を確認し，対処が成功したか，どう行動すれば，あるいはどう考えればもっと良かったか話し合う。
　　※「おだやかブック」の p.20 から p.32 は記録用のページであり，怒

りのエピソード1回ごとに1ページ使用して記入してもらい，面接で扱う．この記録の確認——認知ないし行動修正の検討——を治療終結まで繰り返す．

「おだやかブック」は非常に簡便で，個別のアンガーマネージメントに導入しやすいという長所がある一方，「なぜ怒るか？」の章で取り上げた3種のパターンに該当しないケースや，怒りのコントロールのための方策として十分でないクライエントもしばしば存在する．認知の偏りが強いクライエントには『アンガーコントロールトレーニング』（前掲書）セッション4「信念」やセッション7「認知」の内容を補う，生活の偏りの強いクライエントには『アンガーコントロールトレーニング』セッション10「ライフスタイル」の内容を補う，といったプログラムの追加も検討されたい．またプログラムの適応となる対象者は『アンガーコントロールトレーニング』と同様であり，気分障害や統合失調症の症状の影響が強いクライエントには症状の安定を優先すること，DV（ドメスティックバイオレンス）のクライエントには女性に対する潜在的な態度を取り扱うプログラムを併用することが望まれる．

「おだやかブック」にせよ他のアンガーマネージメントにせよ，触法精神障害者に限らず多くのクライエントに実施することが可能であるが，動機づけが非常に重要であることに留意されたい．特に怒りのコントロールに問題をもつクライエントは他罰的になりやすいため，腹が立ったエピソードを話題にしているときに自分の認知や行動を変えるよう治療者から指摘されることに抵抗を示すことも少なくない．相手が悪いのだから相手が行動を変えるべきだと主張されてやりとりが行き詰まることにならないよう，クライエント自身の怒りをコントロールすることへの動機づけを確認しておくことが求められる．

おだやかブック

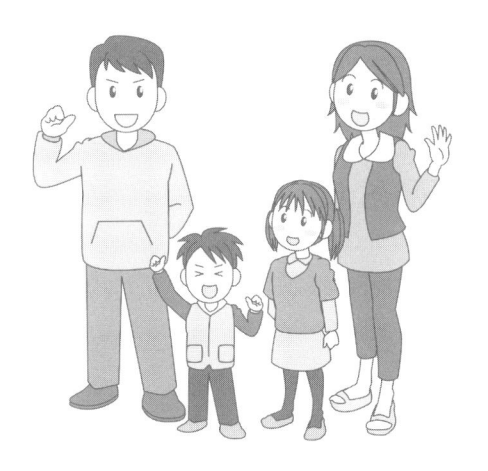

もくじ

はじめに ……………………………………………………………… 1
　「怒りはためると大爆発する」というのは迷信です …………… 1

なぜ怒るか？ ………………………………………………………… 2
　1）期待のしすぎ ………………………………………………… 2
　2）怒る以外のやり方が分からない …………………………… 4
　3）悪意を読みとる ……………………………………………… 6

怒りをコントロールするには ……………………………………… 9

自分の怒りに気づいたら ………………………………………… 15

記録用ページ ……………………………………………………… 20

はじめに

　配偶者や子どもをカッとなってたたいてしまい、後で気まずい思いをした。大声を出して怒鳴ってしまった、あとで落ちついてから考えてみると、自分の方が悪かったと思うけれど、気まずくて謝れない。そんな経験はありませんか？　このパンフレットは、できれば自分の怒りをコントロールしたい、そう思っている方のためのものです。これから"怒り"について、その特徴とコントロールのしかたを簡単に説明します。

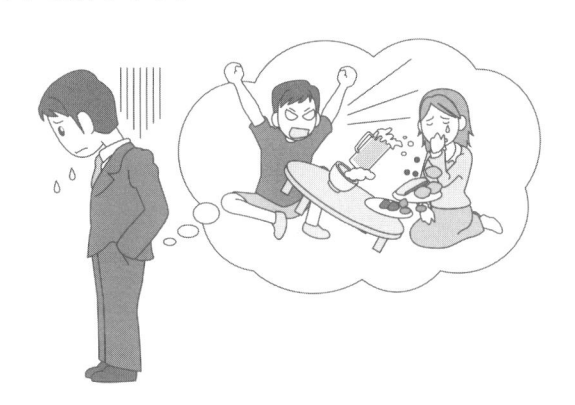

「怒りはためると大爆発する」というのは迷信です

　「怒りをコントロールする」と聞くと、「あれ？　あまり怒りを抑えてはいけないのでは？」と思いませんか？　一般に「怒りは時々発散させないと大爆発する」と思われていますが、それはまちがいです。"怒り"というのはクセのようなもので、"怒り"はくり返せばくり返すほど増えていきます。ちょうどタバコやお酒と同じようなもので、量が増えるとますます増える一方です。

なぜ怒るか？

　では、次になぜ怒るのか考えてみましょう。怒る理由にはさまざまなものがありますが、ここでは次の３つについて考えてみたいと思います。

１）期待のしすぎ

　腹が立って爆発する、特に暴力をふるってしまうのは職場や学校よりも、家の中でよく起こります。なぜでしょうか？

　次の例を考えてみましょう。

　例１　夜９時、仕事から疲れて帰ってきた。
　妻と子どもはさっさと食事をすませてテレビを見ている。「食事はテーブルの上に置いてあるから。電子レンジでチンして食べて」。居間からとんでくる妻の声。

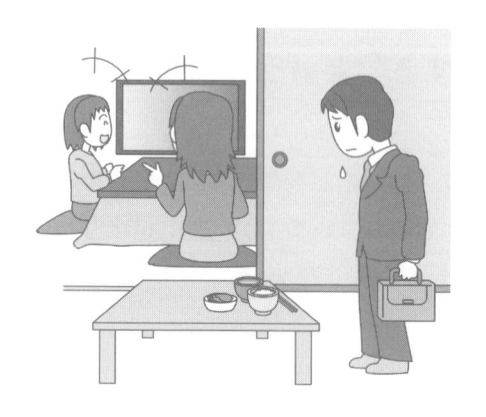

　例２　夜の食卓。妻と子どもと一緒に食事をとっている。自分のところには好物のキムチ。しかしいつも使っている醤油がない。妻の方に目をやるが、妻はそしらぬ顔で食べている。

このようなとき、あなたならどう感じますか？

例1では「俺が一生懸命働いてきているのに何でこいつらは待とうとしないんだ。なんだこの態度は！」と怒りがこみ上げるでしょうか？

例2では「何で醤油を用意しておかない⁉　夫婦なんだから言わなくても分かるだろう！」と取ってきた醤油を奥さんの頭にかけてやりたくなるでしょうか？

もしそうだとしたらあなたの期待は大きすぎるのではないでしょうか？「自分は一生懸命働いてきているのだから待つのが当然」「長年つれそった夫婦なら口に出して言わなくても分かって当然」──本当にそうでしょうか？「～が当然」と思っているばかりに怒りがこみ上げるのではないでしょうか？

次の例はどうでしょう？

例3　今あなたは高校3年生、受験勉強まっ最中。隣の部屋から母さんがテレビを見ながら大声で笑っている声がする。だんだん気が散って集中できなくなり、イライラしてきた。

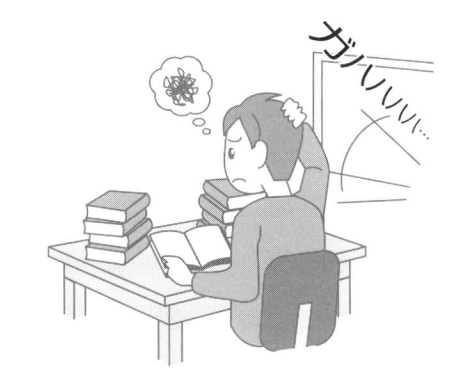

この例では「母親は子どもの受験勉強に協力するのが当たり前」と思っていれば怒りがこみ上げます。しかしここで「うるさい！勉強中だ！　静かにしろ！」と声を荒らげるのと「悪いけど、勉強してるのでもうちょっと静かにして」と静かに頼むのとでは全然違います。

　家では腹が立つけど職場ならそれほど怒らない、というのは職場の人は他人だからそれほど期待していないからです。身内には「言わなくても分かる」などと他人にはするはずもない期待をし、期待に添わないと怒りがわくのです。

２）怒る以外のやり方が分からない

　怒ってしまう理由のもう１つに、「どうやって良いのか分からない」というのがあります。

　次の例を考えてみましょう。

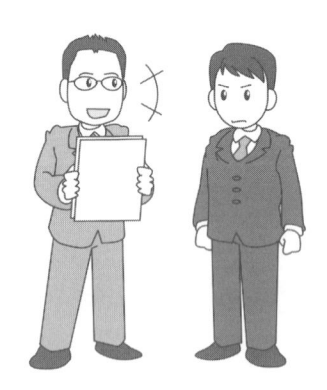

例4　同僚から仕事を頼まれてしまった。「悪いね、ちょっとこれ手伝ってくれない？」。今夜は友人と久しぶりに飲みに行く約束だったのに。

こんなとき「なんでいつも俺ばっかり！　ふざけるな！」と言ってしまいそうになりませんか？　怒りと正当な自己主張は違います。「すみませんが今日は大事な用があるので先に帰らせてもらいます」と適当な嘘をつきながら穏やかに断ってしまえばすむことなのかもしれません。ウソも方便です。

例5　あなたは3歳になる息子を連れてスーパーで買い物。ところが息子はお菓子売り場で座り込み、「買って買って」とせがみ、しまいには泣き出す始末。息子の手を引いて立たせようとしても地べたに座り込んだ息子は起きあがらない。周りの買い物客は横目に見ながら通り過ぎる。なんだかヒソヒソ自分のことを言われているよう。

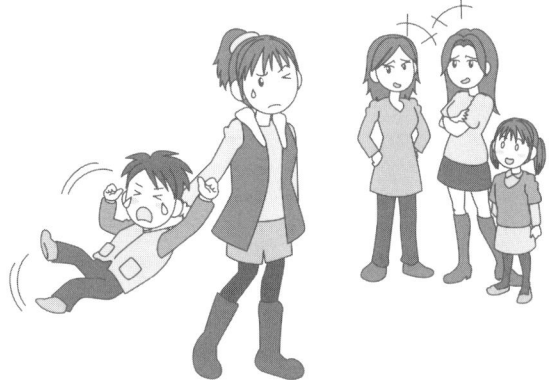

　こんなときあなたならどうしますか？　「何やってんの！」とビンタはったりしていませんか？　買ってあげるとクセになるので、しばらくそこに放っておく、というのもよいかもしれません。

先にあげた例1、例2、例3もあなたの期待が伝わっていないというのもあるでしょう。「チンぐらいしてよ」「醤油とって」などと"怒らないやり方"をいろいろと工夫したり、他の人のやり方を見たり、教えてもらうのもよいでしょう。

3）悪意を読みとる

これは意外に思われるかもしれませんが、怒りがわいてくるときには、こちらが勝手に相手に悪意を読みとっている場合があります。「そんなことあるか！」と思われるかもしれませんが、次の例を見て考えてみてください。

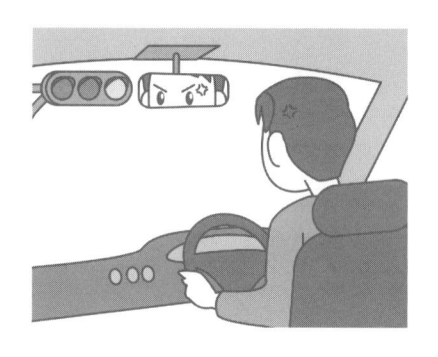

例6　仕事帰りの車の中。
3つ続けて赤信号。
「なんで俺の時に信号が変わるんだ！」

こんなふうに思ったことはありませんか？
信号機があなたの車を見分けられるはずもないのに。

(例7) 朝、保育園に行く娘が登園前になるとぐずりだす。あなたも出勤しないといけないのに、娘はなかなか行こうとしない。「忙しいときに限って！」わざと自分を困らせるために泣いているんじゃないか、という気がしてくる。

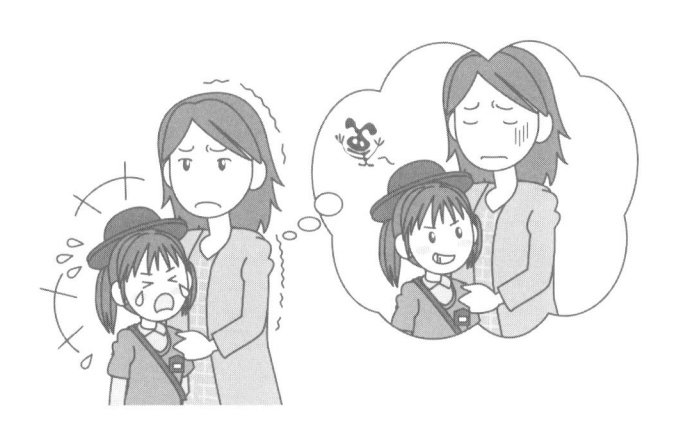

　これもキレやすいパターンです。ついわざとやっているような気がしてくるのです。

先の例１、例２をもう一度見てください。あなたを待たずにさっさと食事をすませた妻、醤油がないのに気づかない妻、こんなとき「俺のことをバカにしているのか！」という気持ちになっていませんか？　奥さんが悪意をもってそうしているような気持ちになりませんか？　ただ単に奥さんにあなたの期待が伝わっていないだけなのに。
　例３でもお母さんに「わざとやってるんじゃないのか！」と思ったり、例４で「なんでいつも自分ばっかり！」と思ったりするとしたら、それは悪意を読みとる行為です。悪意を読みとる行為は、怒りがわいたときにしてしまいやすいもの。そして怒りをますます大きくするものです。

　ここであげた
　１）期待のしすぎ
　２）怒る以外のやり方が分からない
　３）悪意を読みとる
　の３つは怒る必要がないのに怒りをつくってしまうもとになります。必要以上に怒りをつくっていませんか？　怒りがわいたときに自分で振り返ってみるのもよいでしょう。

怒りをコントロールするには

　怒りは人の感情ですので、感じることそのものが悪いわけではありませんが、怒った勢いで怒鳴ったり、手が出てしまうと後で気まずい思いをします。後で「俺ってイヤなやつだなあ」なんて思わなくてすむように、怒りの出しかたにはコントロールが必要です。

　あなたが自分の怒りをコントロールするために、大事なものは何でしょう？　まずは何より「怒りをコントロールしたい」と願うこと。そして「怒りをコントロールするために努力する」という気持ちです。次に大事なのが、自分が怒っているということを早い段階で気づくことです。殴ってしまってから気づくのでは遅いですから。

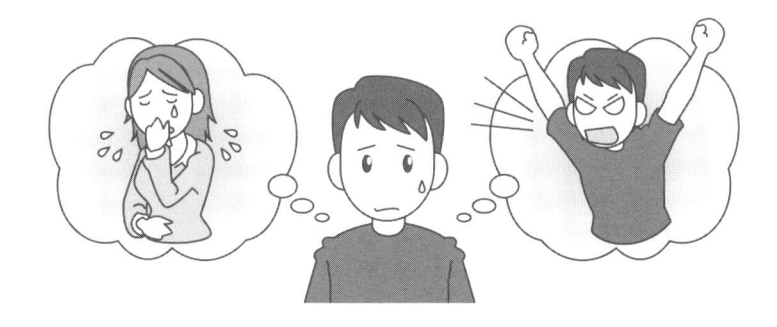

怒りに早く気づく

		記　録
①	日時	
②	疲れ （10段階）	
③	怒りの強さ （10段階）	
④	状況・場面	
⑤	思考 （どう考えたか）	
⑥	行動	
⑦	結果	
⑧	もっと良い行動	

　これは日々の怒りを記録するための表です。「記録なんてめんどくさい！」と思われるかもしれません。「怒りをコントロールしたい」と願うこと、「怒りをコントロールするために努力する」という気持ちが大事！　と強調した理由はそこにあります。なぜめんどくさい記録なんかするのか？　それは怒りに早く気づくため、そのために自分の怒りの前ぶれを知るためなのです。

表の項目について順に見ていきましょう。

①**日時**：怒った日時です。

②**疲れ**：その日の体と心の疲れ。たいていは疲れていると怒りっぽくなります。ここで怒りと一緒に疲れをチェックして、あなたの怒りと疲れの関係を見ます。もちろん怒っていいというわけではなくて、疲れているときには気をつけましょう、ということです。10段階評価は慣れないとむずかしいかもしれませんが、表の例を目安にしてください。

疲　れ

10点	もうダメ。一歩も動けない
9点	フラフラする〜
8点	ハアハア、何とかまだ体が動く
7点	しんどいなあ、頭痛い
6点	体が重い
5点	だるい、肩がこる
4点	なんとなくだるいなあ
3点	なんかちょっとすっきりしない
2点	まあふつうかな
1点	今日は調子良いぞ！
0点	何の疲れもない。何だってできるぜ〜

③**怒りの強さ**：怒りも強さは毎回違います。どんなとき怒りが激しいのか？　そのときの怒りの強さを知るために、下の例を目安に10段階で点数をつけましょう。0点なら記録しなくてよいです。

怒りの強さ

10点	絶対ぶっ殺してやる〜！！！！！
9点	オオオオオ！　これでもか！　これでもか！
8点	オオリャー！
7点	コノヤロー！
6点	ふざけるなよ〜
5点	ブチッ
4点	だんだんおさえられなくなってきた
3点	ムカつくなあ
2点	あ〜あイライラする
1点	ちょっとイラつくなあ
0点	何も感じてない

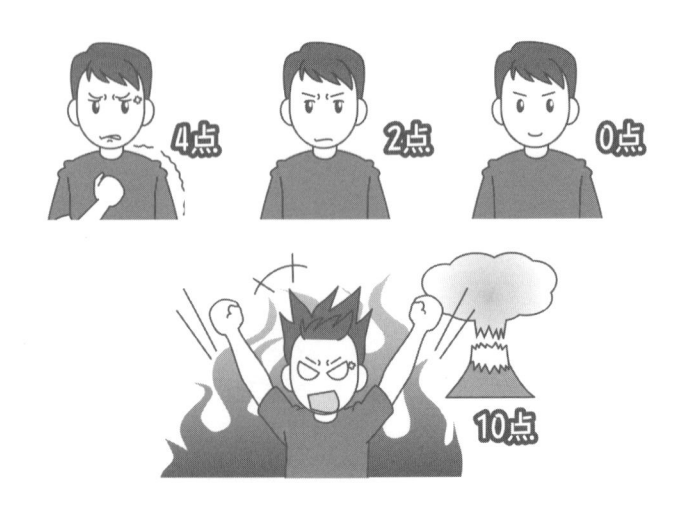

④**状況・場面**：怒りが生じた状況。何があって怒ったのか？ どんなときにあなたが腹が立つのか？ 怒りが生じるパターン、あなたの怒りのツボを調べます。

⑤**思考**：怒ったときどんなふうに考えているのか？ 先にあげた
 １）**期待のしすぎ**
 ２）**他のやり方が分からない**
 ３）**悪意を読みとる**
をしていないかもあわせてチェックします。

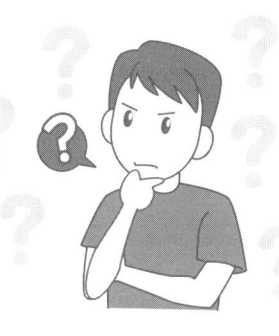

⑥**行動**：実際にしたことです。「妻をぶん殴った」「イライラしながらも必死でこらえた。険しい表情で無言」など。

⑦**結果**：行動の結果どうなったか。「私に殴られた妻がシクシク泣いた。ちょっと嫌な気分」「必死でこらえていたら妻の方から気づいて謝ってきた」など。結果をちゃんと記録してみれば行動が良かったのか悪かったのか分かります。うまくこらえられたのか？　怒りを爆発させてしまって、まずい結果になったので後悔が残ったのか？　爆発してしまった人は結果を書きながら次はどうしたらよいか考えてみましょう。

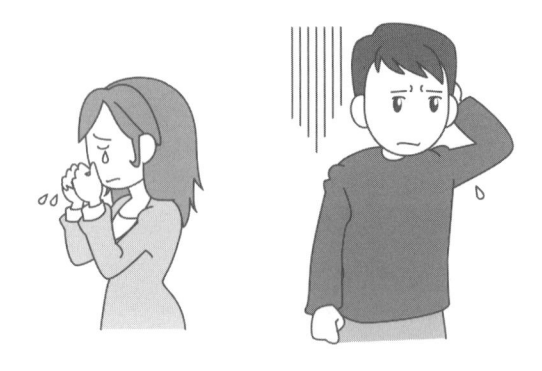

⑧**もっと良い行動**：実際にした行動で失敗した、と思ったときは、どうすればもっと良かったか、次はどうしたいか書いてみましょう。

　実は記録をつけることは、普段から自分の怒りについて意識することになるので、それだけでも怒りのコントロールにつながります。

　このパンフレットの最後（p.20～）に怒りの記録表をつけておきましたので、使ってください。

自分の怒りに気づいたら

　いよいよ最終段階。自分が怒っているな、と気づいたときの対処です。もちろん手が出てしまう前ですけれど。

1）自分の考えを点検

　まずは自分の考えを点検し、「なぜ怒っているのか？」「それは怒るべきことか？」いったん止まって考えてみましょう。

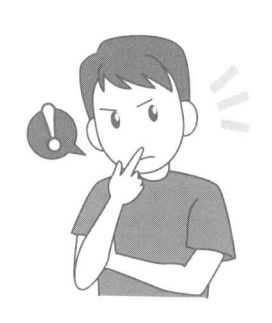

2）その場を離れる

　自分の考えを点検し、ここは怒りを抑えるところ、と思ったとき、できるならその場を離れましょう。怒っている相手が目の前にいると、怒りをしずめるのに少し苦労します。目の前から離れましょう、それがダメなら目をそらしましょう。
　とりあえず怒りのもと、怒りの状況から実際に目をそらしましょう。

3）深呼吸

　落ちつきたいときには深呼吸。昔から言われていることですが、案外効果があります。興奮しているときは誰でも呼吸が速くなっているもの。意識してゆっくりの呼吸をすると、体の反応から怒りをしずめることができます。

4）自分に言い聞かせる

　それでもなかなかうまくいかないときは、「落ちつけ」「今はキレちゃダメだ」「大丈夫、大したことじゃない」など頭の中で自分をなだめることばを言い聞かせましょう。自分で自分を説得し、ブレーキをかけるのです。

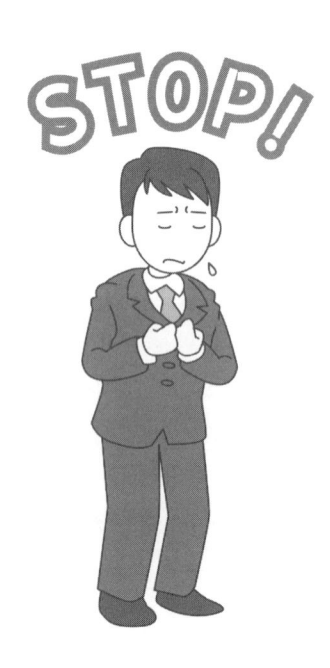

5）違うことを考える

　先に〈その場を離れる〉と実際に目をそらすことを言いました。今度は考えと気持ちをそらしましょう。特に楽しいこと、好きなことについて考えるとよいでしょう。「次の旅行はどこに行こう」「あそこの寿司はおいしかったなあ」など。「ここでこらえられたら自分へのごほうびにあの CD を買おう」などと自分へのごほうびにするのもよいかもしれません。

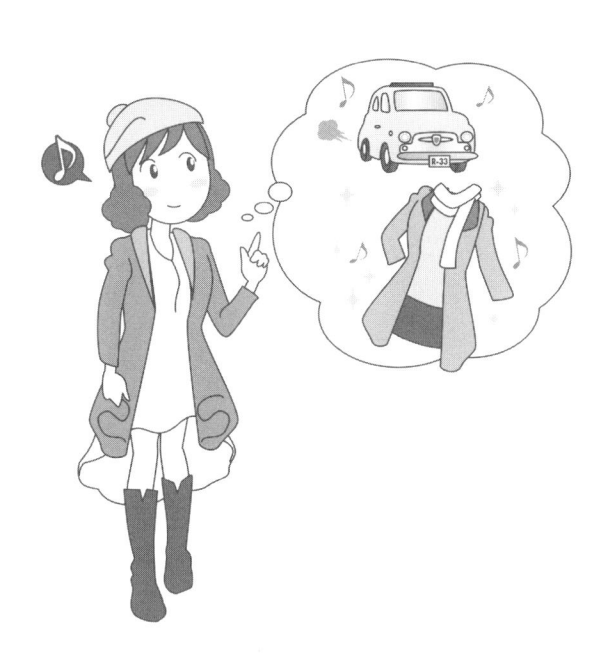

6）怒らないおだやかな自己主張

「ここは怒るべきところか考えてみたけれど、やっぱり言うべきだ」となったら感情的にならない、おだやかな自己主張をしましょう。怒りをコントロールするのは、言いたいことをがまんするのとは違います。主張すべきところは主張する、コミュニケーションは大事です。穏やかな自己主張ができるようになるには練習がいりますが、また自己主張は気持ちが完全に落ちついてからにしましょう。怒りが冷めてから、後で言ってもよいでしょう。

7）怒りを誰かに話す

その場でなんとか爆発せずにやりすごせた後、怒りがどうしてもおさまらなかったら、別の場所でだれかほかの人に話しましょう。聞いてもらえるとすっきりします。

参考文献

Williams, Redford & Williams, Virginia (1993). 河野友信 監修, 岩坂彰 訳 (1995). 怒りのセルフ・コントロール. 創元社, 大阪.

記入例

日時	3/24
疲れ	5
怒りの強さ	6
状況・場面	仕事から帰ってきたら妻も子も食事をすませている。妻は顔も出さず「チンして食べて」と言う
思考 （どう考えたか）	俺が一生懸命働いてきているのに，何で待たないんだ！
行動	「おまえなぁ，待っていてもいいだろう！」とどなった。
結果	妻が言い返し，口ゲンカ
もっと良い行動	「ただいまぁ」と言って顔をのぞきに行く

日時	
疲れ	
怒りの強さ	
状況・場面	
思考 (どう考えたか)	
行動	
結果	
もっと良い行動	

おだやかブック

日時	
疲れ	
怒りの強さ	
状況・場面	
思考 (どう考えたか)	
行動	
結果	
もっと良い行動	

日時	
疲れ	
怒りの強さ	
状況・場面	
思考 (どう考えたか)	
行動	
結果	
もっと良い行動	

おだやかブック

日時	
疲れ	
怒りの強さ	
状況・場面	
思考 (どう考えたか)	
行動	
結果	
もっと良い行動	

日時	
疲れ	
怒りの強さ	
状況・場面	
思考 (どう考えたか)	
行動	
結果	
もっと良い行動	

おだやかブック

日時	
疲れ	
怒りの強さ	
状況・場面	
思考 (どう考えたか)	
行動	
結果	
もっと良い行動	

日時	
疲れ	
怒りの強さ	
状況・場面	
思考 (どう考えたか)	
行動	
結果	
もっと良い行動	

おだやかブック

日時	
疲れ	
怒りの強さ	
状況・場面	
思考 (どう考えたか)	
行動	
結果	
もっと良い行動	

日時	
疲れ	
怒りの強さ	
状況・場面	
思考 (どう考えたか)	
行動	
結果	
もっと良い行動	

日時	
疲れ	
怒りの強さ	
状況・場面	
思考 (どう考えたか)	
行動	
結果	
もっと良い行動	

日時	
疲れ	
怒りの強さ	
状況・場面	
思考 (どう考えたか)	
行動	
結果	
もっと良い行動	

おだやかブック

日時	
疲れ	
怒りの強さ	
状況・場面	
思考 (どう考えたか)	
行動	
結果	
もっと良い行動	

日時	
疲れ	
怒りの強さ	
状況・場面	
思考 (どう考えたか)	
行動	
結果	
もっと良い行動	

付録2

「発見プログラム」解説

　ここに添付した「発見プログラム」は，本書第1章に紹介した導入グループであり，肥前精神医療センター医療観察法病棟においてほぼ全ての入院対象者に実施している集団プログラムである。

　プログラムの開発経過は壁屋ら（2009）が発表した通りであり，プログラムのワークシート類は筆者が制作したものではなく，筆者と大賀（CP*），平山（Ns*），益田（Ns），平石（Ns），のワーキングチームが2人の当時の入院対象者にプログラムのコンセプトを伝えて制作を依頼したところ，2人が添付のワークシート，資料，大まかな進行手順を作ってくれ，そこに細かな修正を加えたものである。

プログラムの目的

　新規入院対象者が医療観察法における入院治療の目的を理解する。精神疾患と他害行為の治療を全ての入院対象者が行っているとの共通認識を持つ。これらを通じて治療への動機づけを高める。

　　※病識や対象行為の内省に関わるセッションもあるが，本プログラムでは十分な病識や対象行為の内省をもつことが目標ではなく，それらが入院中に取り組む治療課題であることを理解することまでが目標である。

＊CP…臨床心理士
＊Ns…看護師

参加対象者

新規入院対象者（1時間座って話ができれば参加可）2〜4名
先輩入院対象者1名
（プログラム担当者が入院対象者の中から依頼する）

スタッフ

2名（肥前精神医療センターではCP1名が固定で司会をし，Nsが2名登録，そのうちどちらかがセッションに参加してコリーダーを行っている）

構　造

週1回　1セッション60〜75分
クローズドグループ
全5回

プログラムの進め方

プログラムの配布物はA）ワークシート（p.203〜213）――各セッションの前に配布され，グループセッション前に記入――と，B）資料（p.214〜217）――グループセッション中に配布――の2種類がある。

①1回目開始前にプログラム担当者が参加者に個別でプログラムについてのオリエンテーションを行い，綴じるためのファイル，表紙（p.203），第1回ワークシート（p.205〜206）を参加者に渡す。
②参加者は事前にワークシートに記入し，参加者の担当看護師（プライマリーNs）が面接を行ってワークシートの記入内容について確認する。
③グループセッションではワークシートへの記入について話題にすると

ともに，セッション中に配布する資料を用いて補足説明を行う。参加者にその場で資料への記入を求めることもある。
④セッションが終わると次のセッションのワークシートを渡す。

以下，5回のセッションが終わるまで④（次回のセッションのワークシート配布），②（対象者による予習と担当看護師による面接），③（グループセッション）を繰り返す。よって本プログラムはグループセッションと担当看護師による面接との二部構成とも言える。またグループセッションではワークシートの全ての設問に対して発表してもらうのではなく，セッションによっては設問を飛ばしながら進める。

事前オリエンテーションの時点で，参加者に対象行為の内容については話さないこと，集団場面で話してもよいことだけ話すよう伝えるとともに，各セッションでは秘密保持について参加者に確認して終了することも重要である。

グループセッションではワークシートを行っての回答と感想の発表，それを通じた参加者同士のディスカッションが中心となる。特に参加者同士の共有体験と，参加者と先輩対象者との交流を促す。先輩対象者はモデルであるため，セッションを通じてスタッフが先輩対象者を敬い，持ち上げる態度を示し，スタッフが先輩対象者を否定するような発言をしないことも重要である。

次頁以降に各セッションの進行について述べる。

壁屋康洋，大賀礼子，平山泰照，益田和利ら（2009）．医療観察法病棟入院対象者との共同での導入グループ開発の試み（第4回司法精神医学会大会　一般演題抄録）．司法精神医学, 4, 102.

● 第1回

到達目標

- 参加者がグループに慣れる。
- 医療観察法病棟での行動制限の意味について考える。
- 担当多職種チームの各職種の役割を大まかに理解する。

手順

1）アイスブレイク～プログラムの説明

〈これから発見プログラムをこのメンバーで行っていきますが，発見プログラムは入院して間もない方に集まって頂き，ここでの治療はこんなことをするんだ，一緒に頑張りましょう，というプログラムです。また退院が近い先輩にも入ってもらい，退院までにこんなことをしてきた，ということを話してもらいます〉

2）自己紹介

順に名前と入院してどのくらい経過したか話してもらう。

3）ワークシート（p.205～206）記入の確認～日本地図の配布

〈みなさんワークシートは書いてもらっていますかね。最初に「ここはどこですか？　いつからいますか？」という質問がありますが，「いつからいますか？」は先ほど話してもらいました。どこですか？〉という質問で，地図を配る。

日本地図を配布して病棟の場所を確認する。医療観察法病棟は全県にはなく，遠方から入院している対象者もいることを説明し，場所を説明する。肥前精神医療センターならば日本地図で佐賀県の場所を確認，佐賀県地図で吉野ヶ里町の場所を確認，その中で病院の大まかな場所を確認している（本書では地図資料は割愛した）。

4）「病棟には慣れましたか？」「入院前の生活と比べて何が不便ですか？　困ったことはありますか？」というワークシートの設問に触れつつ，

どうしても病棟に慣れない点，嫌だと思う点，困る点があれば発表してもらう．その発表から行動制限の問題に触れるテーマが出てくれば 板書 する．

5) 病棟で困る点という話題から医療観察法病棟に行動制限が多いことに触れ，〈どうしてこんなに行動制限が多いのでしょう？〉と参加者に尋ねる．回答を 板書 し，事件を起こしたから仕方がない，危ないと思われている，などの意見が出たら拾い（出なければ先輩に意見を求める），その気持ちを尋ねる．行動制限が緩くなってきた過程を先輩に話してもらい，行動制限は罰ではなく，対象者とスタッフが信頼していく過程であること，スタッフにとってその対象者を信頼できると思えるようになってくると行動制限が緩くなっていくため，どんどん話してほしい，と伝える．

6) 〈ここに入院になったことをどう思いますか？〉と尋ね，入院になってしまったことについての気持ちを共有する．

7) 〈ここにいて治ると思いますか？　どのような環境だったらよいですか？〉などの質問を通じ，病棟が罰の場ではなく治療のための場であることを伝えていく．

8) ワークシートに戻り，「息抜きはうまくできていますか？」「不安なことはありますか？　それをスタッフに話せていますか？」との設問の答えを尋ねる．

9) 「自分の担当スタッフは分かりますか？」との設問に答えられていることを確認し（内容は聞かない），**第1回資料（p.214）**を配布．各職種の役割を参加者に音読してもらい，それぞれの職種への期待を記入してもらう．

10) それぞれの職種への期待を発表してもらい， 板書 する．各参加者がそれぞれの職種の役割を理解していることを確認する．また先輩対象者にはそれぞれの職種とやってきたことを発表してもらい 板書 する．先輩の発表も参加者がそれぞれの職種の役割を理解する援助とする．

11) セッションのまとめをし，質問がないか尋ねる。
12) 感想をそれぞれ発表してもらう。
13) 参加者，先輩をねぎらう。第2回ワークシート（p.207～208）を配布する。秘密保持の原則を確認してクロージング。

● 第2回

到達目標

- 対象行為を起こしてしまったこと，対象行為を振り返ったときの気持ちを共有する。
- 対象行為の納得度をスケーリングし，納得できないところを確認する。
- 精神の病気だと言われることの納得度をスケーリングし，納得できないところと自分で病気と思えるところを確認する。

留意点

- ワークシートに記載している対象行為の内容を発表しないようにする。

手順

1) アイスブレイク〜今回参加するに当たっての気持ち，ワークシートを行っての気持ちを尋ねる。
2) ワークシート（p.207）に沿って，〈事件を覚えていない人？〉と覚えていない人がいるか，覚えていない人はスタッフに確認したか尋ねる。
3) 「事件についてどう思うか？」の設問の答えを参加者それぞれに発表してもらい，共有する。先輩対象者には事件についての気持ちが入院当初と現在とでどう変化してきたか話してもらう。
4) ワークシートの「自分が何をやってしまったのか」の設問はグループでは聞かないことを伝え，第2回資料（p.215）を配布。
5) 第2回資料の設問①に記入してもらう。(0から100までのバー上に，

```
事件の納得度
  0              50              90   100
                 Bさん            Aさん Cさん

病気の納得度
  0              50              90   100
  Bさん           Cさん            Aさん
```

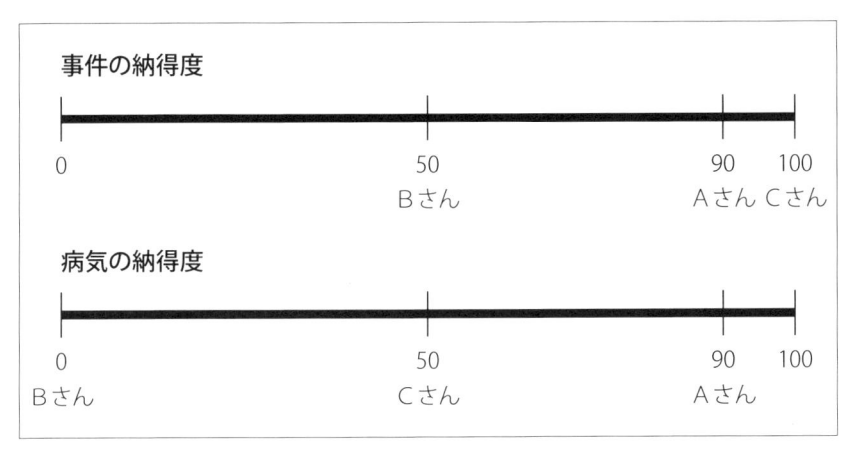

図1

自分の納得度の辺りに印をつけ，90，50 など数字を記入してもらう。
6) 各参加者の事件の納得度を尋ね，板書する。板書では図1のように1本のバー上に各参加者の納得度が並ぶようにする。納得度が100でない人には，納得していない部分はどこか尋ねる（必ずしも納得度を上げようとはしない）。
7) 先輩対象者には現時点での納得度と，入院初期の納得度を聞き，変化があれば変化した理由，きっかけを話してもらう。参加者には先輩の体験談を受けて〈治療が進んできて，より納得できるようになるといいですね〉と伝える。
8) ワークシート（p.208）に戻り，「自分では病気だと思いますか？」の設問の答えを聞く。
9) 「周りの人たちが自分のことを病気だと言うことをどう思いますか？」の設問の答えを聞く。
10) 第2回資料（p.215）に戻り，設問①と同様に設問②に答えて印をつけてもらう。
11) 設問①と同様に病気の納得度を板書する（図1）。この際，事件の納得度のスケーリングは消さずに，事件の納得度のスケーリングの下に

並べて板書する。
12) 病気の納得度について，納得していない部分を話してもらう。
13) 病気の納得度について，納得している部分（＝ワークシートの設問「自分が病気だとしたらどこが病気だと思いますか？」の答え）を話してもらう。
14) 先輩対象者には現時点での病気の納得度と，入院初期の納得度を聞き，変化があれば変化した理由，きっかけを話してもらう。参加者には先輩の体験談を受けて〈治療が進んできて，より納得できるようになるといいですね〉と伝える。
15) ワークシートの設問「自分の病気についてどう思いますか？」について話してもらう。
16) セッションのまとめをし，質問がないか尋ねる。
17) 感想をそれぞれ発表してもらう（時間の進行に応じて，感想の記入をホームワークにして次回の冒頭に発表してもらう）。
18) 参加者，先輩をねぎらう。第3回ワークシート（p.209）を配布する。第3回ワークシートは難しい内容だが，書ける範囲で構わないので書いてほしいことを伝える。また第3回ワークシートの内容はグループの場では聞かないことを伝える。
19) 今回は事件の話題にも触れたので，と秘密保持の原則を強調してクロージング。

● 第3回

(到達目標)

- 対象行為に至るまで，また対象行為後の病状の変化を整理することが退院までの大きな課題であることを共有する。
  ※現時点ではワークシートは完全にはできなくて仕方がないことを伝える。

付録2 「発見プログラム」解説　197

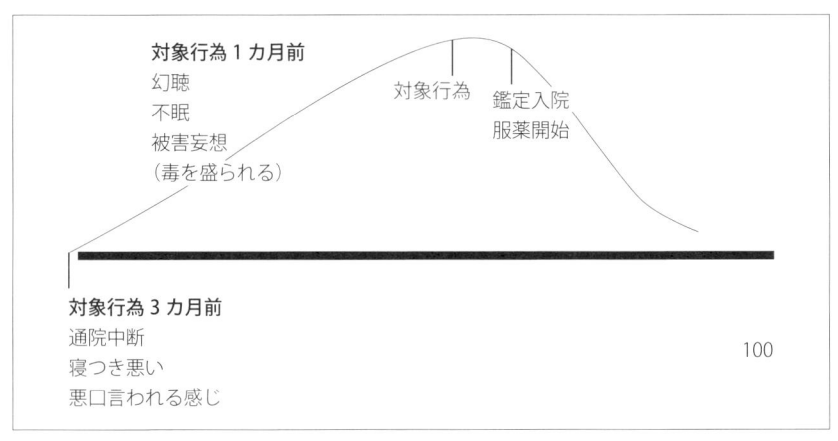

```
対象行為1カ月前
幻聴
不眠                  対象行為  鑑定入院
被害妄想                       服薬開始
（毒を盛られる）


対象行為3カ月前
通院中断
寝つき悪い                              100
悪口言われる感じ
```

図2

留意点
- ワークシートに記載している対象行為の内容を発表しないようにする。

備考
- 第3回はワークシート1枚のみであり，セッション中の配布資料はない。

手順
1) アイスブレイク〜今回参加するに当たっての気持ちを尋ねる。
2) 〈今回のワークシートは重い内容だったと思います。書いた内容は聞きませんが，書いてみてどんな気持ちになりました？〉と内容を言わないことを確認しながらワークシート（p.209）を行っての気持ちを尋ねる。
3) ワークシートを行って気づいたこと，発見したことを尋ねる。
4) 先輩対象者から対象行為に至るまで，また対象行為後の病状の変化についての体験談を具体的に話してもらう。ここで症状は話してもらうが対象行為の内容は伏せておくことに留意する。可能なら図2のように症状の経過を板書しグラフ化する。

5）先輩対象者の対象行為前後の経過が分かるよう必要に応じてスタッフから質問して先輩対象者に補足してもらう。
6）参加者に先輩対象者への質問を促す。質問が出なければスタッフから質問をして場の活性化を図る。
7）先輩対象者が対象行為前後の流れをよく整理していることを称賛するとともに，参加者には対象行為前後の経過を整理することが大きな治療課題のひとつであることを伝える。事件があって病気で治療が必要と言われていることを納得できるか参加者に尋ねる。
8）セッションのまとめをし，質問がないか尋ねる。
9）感想をそれぞれ発表してもらう。特にこの回は感想を重視する。
10）参加者，先輩をねぎらう。第4回ワークシート（p.210～211）を配布する。
11）今回は事件の話題にも触れたので，と秘密保持の原則を強調してクロージング。

● 第4回

到達目標

- 入院前の症状と現状とを比較し，入院前に困っていた点についての病感を持つ。
- 入院前の症状と現状との比較を通じ，治療効果と治療の必要性を感じる。
- 配布資料を通じて医療観察法制度の流れを確認する。

手順

1）アイスブレイク～今回参加するに当たっての気持ちを尋ねる。
2）ワークシート（p.210）に沿って，入院前に困っていたことを発表してもらって板書する。その際，図3のようにそれぞれの参加者の一つ一つの症状が，現在までの変化と併せて記入できるよう列記する。

付録2 「発見プログラム」解説　199

```
           入院前困っていたこと              それがどうなったか
   Aさん   眠れない            ──────→  よくなった
          聴こえないはずの声や音  ──────→  よくなった
          音が気になる         ──────→  よくなった

   Bさん   眠れない            ──────→  今も時々眠れない
          不安でしょうがない    ──────→  少し不安
          だるい              ──────→  変わらない
          落ち着かない         ──────→  変わらない
```

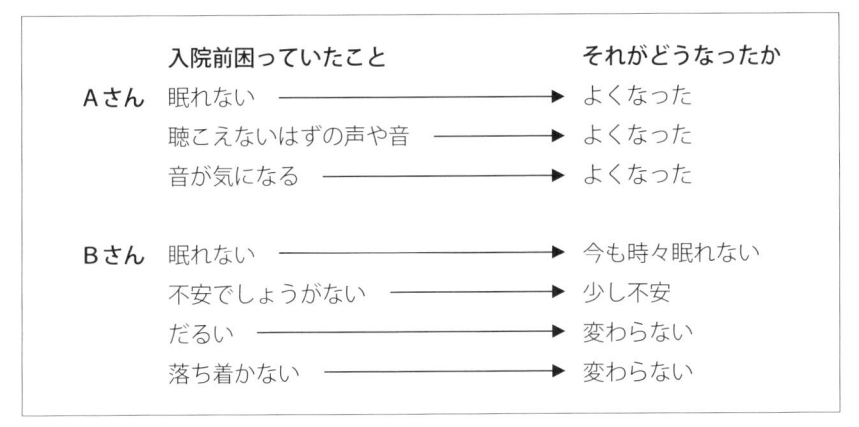

図3

3) 列記した「入院前困っていたこと」が入院後どう変化したか尋ね，板書する。
4) 板書された症状を見ながら共通点に触れる，他に経験した症状がないか参加者に尋ねる。変化を踏まえ，それぞれの参加者に治療が必要だと思うか尋ねる。
5) 「よくなったという人は〜」以下の文を参加者に音読してもらい，参加者が現在受けている治療内容を確認する。また，現在の治療に満足しているか尋ねる。
6) 先輩対象者にこれまで行ってきた治療を挙げてもらう。
7) 〈どのような治療が理想ですか？　入院治療を頑張っていけそうですか？〉と尋ねる。
8) ワークシート②（p.211）に移り，薬の名を調べてきたか確認する（内容の発表は省略）。
9) 薬を飲んで良かったこと，困っていることを参加者に発表してもらう。
10) 「統合失調症は〜」以下の文を参加者に音読してもらう。
11) 第4回資料（p.216）を配布。医療観察法の流れを説明し，質問を受ける。セッションのまとめをし，質問がないか尋ねる。

12) 感想をそれぞれ発表してもらう（時間の進行に応じて，感想の記入をホームワークにして次回の冒頭に発表してもらう）。
13) 参加者，先輩をねぎらう。第5回ワークシート（p.212～213）を配布する。秘密保持の原則を確認してクロージング。

● 第5回

[到達目標]

- 退院後の生活を具体的にイメージする。
- 参加者の目指す退院後の生活に向けて必要な治療を考えることを通じ，入院治療が自分の目指す生活のためであると認識することで治療への動機づけを高める。

[手順]

1) アイスブレイク～〈今回で最後ですが，長かったと感じますか？　短かったと感じますか？〉と最終回に参加するに当たっての気持ちを尋ねる。
2) ワークシート（p.212）に沿って，現在の治療ステージを挙手してもらって確認する。
3) ワークシートに沿って，「今の治療目標」と「退院後にどのような生活を送りたいか」を参加者に2問ずつ続けて発表してもらい，板書する。その際，図4のようにそれぞれの参加者の「今の治療目標」と「退院後にどのような生活を送りたいか」「そのために今何をしたらよいか」が横に並ぶように整理する。
4) 板書された「今の治療目標」と「退院後にどのような生活を送りたいか」を参加者で共有し，特に退院後の生活イメージについて具体的にふくらますために先輩対象者から予定されている退院後の生活を話してもらい板書する。

	今の治療目標	退院後の目標	そのために何をしたらよいか
Aさん	生活リズムを整える	一人暮らし	料理の練習
Bさん	症状の安定	週1回出かける	
先輩	予定されている退院後の生活		そのために行ったこと
	援護寮入所 デイケア利用		金銭自己管理 症状のモニタリング

図4

5) 先輩対象者から，退院後の生活が固まるまでに入院中どんなことに取り組んできたか話してもらって板書する。
6) 参加者にワークシート4番目の設問「目標を達成するために，今何をしたらよいか」(p.213)について発表してもらい，板書する。先輩対象者の発表を聞いて付け加えることがあれば付け加えてもらう。
7) 第5回資料（p.217）を配布し，急性期の目標を参加者に音読してもらい，どの程度達成しているか確認する。
8) 第5回資料の回復期の目標を参加者に音読してもらい，回復期になると目標がレベルアップすることを確認する。
9) 第5回資料の「〜挑戦してみましょう」まで参加者に音読してもらう。
10) 可能であれば先輩対象者のクライシスプラン（通院機関名などの退院地が分かる情報や対象行為が分かる情報を削除したもの）を配布し，先輩対象者に大まかに説明してもらう。
11) 退院までにはクライシスプランを作る必要があること，そのためには病気の理解と振り返りが必要であることを説明。
12) 第5回資料（p.217）の残りの部分を参加者に音読してもらう。
13) プログラム全体を通じて発見したことをそれぞれの参加者に発表してもらう。

14) 発見プログラム全体を通した感想をそれぞれ発表してもらう。スタッフも最後に感想を伝える。
15) 参加者，先輩をねぎらい，秘密保持の原則を確認。発見プログラムは今回で最後になるが，今後別のプログラムが始まることをアナウンスしてクロージング。

「発見プログラム」配布物

ワークシート
各セッションの前に配布

表紙 ……………………203

第1回 ……………………205
※プログラム前のオリエンテーション時に渡す

第2回 ……………………207

第3回 ……………………209

第4回 ……………………210

第5回 ……………………212

資 料
グループセッション中に配布

第1回資料 ……………………214
※本書では割愛したが，地図資料も配布

第2回資料 ……………………215

※第3回はセッション中の配布資料は無し

第4回資料 ……………………216

第5回資料 ……………………217

自分を発見、みんなで発見！

発見プログラム

お名前

第1回　入院生活について

　発見プログラムは、みなさんの治療をスムーズにし、退院にむけて一人ひとりががんばっていける準備をするためのプログラムです。このプログラムが終わったときには、一人ひとりが自分の治療課題を自分で発見できるようになっていればと思います。
　プログラムは毎回前もってワークシートに記入していただくことから始まります。第1回は入院生活に関する質問です。さっそくワークシートをうめてみてください。

1．ここはどこですか？　いつからいますか？

2．病棟には慣れましたか？　慣れないとしたらどこですか？

3．入院前の生活とくらべて何が不便ですか？　困ったことはありますか？　また、それはがまんできそうですか？

4．夜は眠れていますか？　眠れないときには、スタッフに相談していますか？

5．食事はとれていますか？　とれていないとしたらなぜでしょうか？

発見プログラム第1回ワークシート②

6. 息抜きはうまくできていますか？　あなたのストレス解消法は何ですか？

7. 何か不安なことはありますか？　それをスタッフに話せていますか？

8. 自分の担当スタッフはわかりますか？　職種と名前を書いてみてください。

※何かあったらスタッフに相談するくせをつけましょう。スタッフはあなたのことを知り、どうすれば社会復帰できるのかを一緒に考えていく存在です。職種や担当かどうかにかかわらず、自分の発見と将来への足がかりとしておおいに活用してください。少しでもお役に立てるよう、あなたからの問いかけをお待ちしています。

プログラム第1回の感想（プログラムが終わってから書きましょう）

第2回　対象行為（事件）について

1. 事件をおぼえていますか？

　　　はい　/　いいえ

2. 「いいえ」と答えた人は、スタッフに確認してみましょう。

3. 「はい」と答えた人、また、「いいえ」と答えた人で確認が終わった人は、その事件についてどう思いますか？（いくつでもつけてください）

　　　悲しい　/　悔しい　/　つらい　/　何も感じない　/　何も悪いことはしていない　/
　　　その他（自由に書いてください）

4. 自分が何をやってしまったのかをできる範囲で整理してみましょう。
　何も悪いことはしていないという人は、何をしたと言われて入院しているのか整理してみてください。
　　　（例）〇年〇月〇日〇〇〇をしてしまった（と言われている）。

※書くのが難しかったらスタッフと一緒に事実関係を確かめましょう。

病気について

1. みなさんはドクターから精神の病気だと判断されてこの病院に入院されていますが、自分では病気だと思いますか？

    思う ／ 思わない

2. 周りの人たちが自分のことを病気だと言うことをどう思いますか？

    その通りだと思う ／ おかしいと思う ／

    その他（自由に書いてください）

3. 自分が病気だとしたらどこが病気だと思いますか？　書いてみてください。
    わからない場合はスタッフに聞いてみましょう。また自分が病気だと思わない人は、周りの人がどう言っているのか、どういう所が病気だと思っているのかまとめてみましょう。
    （例）自分の○○が病気だと思う（思われている）。

4. 自分の病気（または病気だと思われていること）についてどう思いますか？

プログラム第2回の感想

発見プログラム第3回ワークシート

第3回 事件の経過・事件と病気の関係について

事件はどうして起こってしまったのでしょうか？
ふりかえってみて、事件と病気との関係についてどう思いますか？
事件の経過と、事件と病気の関係について、できるところまで書いてみてください。
スタッフにも手伝ってもらって、まとめてみましょう。

プログラム第3回の感想

第4回　入院治療について

1. 入院前困っていたこと、大変だったことを書いてみてください。

   〈選択肢〉

   眠れない ／ 食欲がない ／ 考えがまとまらない ／ イライラする ／
   落ち着かない ／ その場にないはずの物や人が見える ／ 気分が落ち込む ／
   聞こえないはずの声や音が聞こえる ／ 身の回りのことができない ／
   不安でしょうがない ／ だるい ／ 音が気になる ／ 休めない ／
   周りの人から見られる気がする ／ テレビから見られている気がする
   その他（自由に書いてください）

2. 入院してみて上のことはどうなりましたか？

　　よくなったという人は入院治療の効果が出てきているようです。統合失調症などの精神科の病気は、さまざまなストレスによって脳の働きに異常が起こり、ものごとのとらえ方がおかしくなる病気だと考えられています。入院治療は、病気の原因であるストレスから患者さんを遠ざける意味があります。
　　精神科では、おおまかに以下のような治療がおこなわれます。
1. ストレスを遠ざける──入院（人や物の少ない環境での生活）
2. 活発になりすぎている脳をしずめる──薬物療法
3. 考えを整理する、考え方の困ったクセを探してかえていく──心理療法（個別面接・集団プログラム）
4. 入院によっておとろえやすい能力を保ったり回復させたりし、退院後の生活に必要な能力を身につける──作業療法

※そのほかにも、よく食べよく寝るなど生活リズムをつくっていくことも、病気の再発を防ぐことにとっては大切です。

発見プログラム第4回ワークシート②

3. 何という名前の薬をどのくらいの量飲んでいますか？　調べてみましょう。

4. 薬を飲んで良かったこと、困っていることはありますか？
それはどのようなことですか？

〈選択肢〉
幻聴がなくなった、減った　/　気分が落ち着く　/　考えがまとまる　/　よく眠れる　/
食欲が出た　/　身の回りのことができるようになった　/　のど、口が渇く　/　便秘気味　/
体がこわばる　/　手足が震える　/　じっとしていられない　/　眠くなる
その他、気づいたことを自由に書いてみてください。

　統合失調症は脳の神経伝達物質（ドーパミン）の働きが活発になり過ぎたり、不活発になり過ぎたりと、コントロールできなくなる病気です。薬は主にドーパミンの働きを調整して、脳の働きを正常に保つ役割をしています。もっと詳しく知りたい方は、主治医に聞いてみましょう。
　今薬を飲んでいても、治ったと思って勝手にやめてしまうと、再発の危険が高くなるので、医師の許可なく勝手に薬をやめないようにしましょう。もし薬の副作用で困っていたら、気軽にスタッフに相談してください。

プログラム第4回の感想

第5回　あなたの治療目標は？

1. あなたの現在の治療ステージは＿＿＿＿＿＿期です。
   （第4回でお話しした「急性期」「回復期」「社会復帰期」のなかから選んでみてください）

2. あなたの今の治療目標を書いてみてください。
   わからなかったらスタッフに聞いてみましょう。

3. 退院後にどのような生活を送りたいですか？　退院後の目標は何ですか？

発見プログラム第5回ワークシート②

4．前のページの2と3で書いた目標を達成するためには、今何をしたらよいでしょうか？

※できるだけ具体的で簡単なことから始めるのがうまくいくコツです！

あなたの治療目標を発見しましょう。

発見プログラムを終えての感想（第5回のプログラムの時間に書きましょう）

この病棟では、患者さんをＭＤＴ（いろいろな種類のスタッフがいるチーム）が担当します。さまざまな職種のスタッフが患者さんと関わる中で気づいたことを話し合い、チームとして治療のやり方を考えていきます。

★それぞれの役割は次のとおりです。

> 医師（Dr）：病気の様子をみて、薬を調節したりアドバイスをしたりします。
> 看護師（Ns）：いつでも一番近くにいて、生活や病気などどんなことでも相談にのります。
> 臨床心理士（CP）：これまでのことをふりかえって、今後困らないための対策を話し合います。
> 作業療法士（OT）：生活能力やからだの力をのばすために、さまざまな活動をおこない、話し合います。
> 精神保健福祉士（PSW）：病院の外（家族や社会復帰調整官、通院先のスタッフなど）とのつながりをサポートします。

★あなたがそれぞれの職種にしてほしいことは何ですか？　自由に書いてみてください。

> 医師（Dr）：
>
> 看護師（Ns）：
>
> 臨床心理士（CP）：
>
> 作業療法士（OT）：
>
> 精神保健福祉士（PSW）：

①みなさんは、暴力や放火などの対象行為をしてしまったために、ここに入院しています。
自分が何をしたか、事件のながれを確認できましたか？
事件を起こしたと言われることに、どのくらい納得していますか？

全然納得していない　　　　　　　　　　　　　　　　　　　納得している
0　　　　　　　　　　　　　　　　　　　　　　　　　　　100

②自分が病気だと言われることに、どのくらい納得していますか？

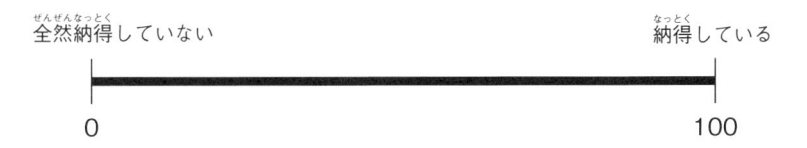

全然納得していない　　　　　　　　　　　　　　　　　　　納得している
0　　　　　　　　　　　　　　　　　　　　　　　　　　　100

統合失調症は、まわりのことにびんかんになって、考えが混乱するのが主な症状です。たとえば、誰もいないのに人の声や物音が聞こえる、人に見られているような気がする、周囲の出来事がすべて自分のことと関係しているような気がする、などの症状があります。また、眠れない、イライラする、何もやる気がしない、何をやっても楽しめない、疲れやすい、といった目立ちにくい症状もみられます。
　病気の症状があらわれたときは、なるべく早くそのことに気づいて、知らないうちに重大な事件を起こしてしまわないように注意しなければなりません。
　具合が悪いときに、まわりの人に助けを求めることも、患者さんの大切な仕事です。病院のスタッフは、みなさんの治療の手助けをしていきますので、みんなで協力して再発をふせぎましょう。

医療観察法について

　医療観察法は重大な事件を起こしてしまった人に対して、事件は病気による影響が大きかったと判断し、刑罰よりむしろ治療が必要だと決定するものです。

医療観察法の流れ

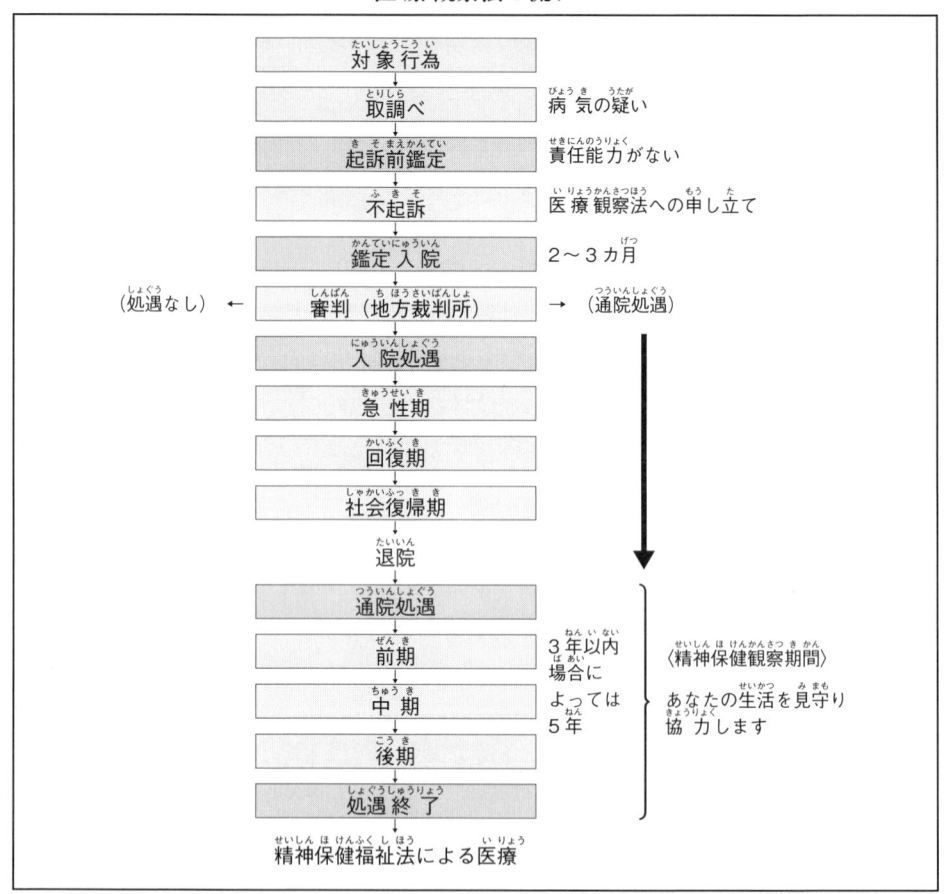

```
            対象行為
              ↓
            取調べ ────────── 病気の疑い
              ↓
           起訴前鑑定 ──────── 責任能力がない
              ↓
            不起訴 ─────────── 医療観察法への申し立て
              ↓
            鑑定入院 ────────── 2～3カ月
              ↓
(処遇なし) ← 審判（地方裁判所） → (通院処遇)
              ↓
            入院処遇
              ↓
            急性期
              ↓
            回復期
              ↓
           社会復帰期
              ↓
             退院
              ↓
           通院処遇
              ↓                  3年以内
            前期                  場合に      〈精神保健観察期間〉
              ↓                  よっては    あなたの生活を見守り
            中期                   5年        協力します
              ↓
            後期
              ↓
           処遇終了
     精神保健福祉法による医療
```

★入院処遇に納得がいかない場合は「抗告」という手続きを、入院決定から2週間以内にすることができます。

★入院中の病棟の処遇に問題があると感じたときは、処遇改善請求をいつでも出すことができます。

★治療が終わったと思うのに不当に退院させてもらえないと思ったときには、退院請求を出すことができます。

★もっと詳しく知りたい方はスタッフに聞いてみましょう。

発見プログラム第5回資料

急性期の目標を確認しましょう。

1. 病棟環境に慣れる。
2. 生活リズムを整える。
3. スタッフと話し合う。
4. 事件について考える。
5. 病気について考える。
6. 入院までの法律的経過を理解する。
7. 治療について考える。

回復期の目標を確認しましょう。

A. 対象行為をふりかえって対処行動を身につける。
  1) 問題となる行動をさけられるようになる。
  2) 自分の病気をコントロールする。
  3) 自分の気持ちを理解し，コントロールする。
B. 生活の安定を目指す
  1) 退院後をイメージした生活のリズムをつくる。
  2) 退院後の生活に必要なスキルを身につける。
  3) 他者との交流をうまくする。

　どの目標を達成するにしても、スタッフとのコミュニケーションが大切です。自分の状態をスタッフと共有するために、どんな小さなことでも話したり相談したりしましょう。コミュニケーションが苦手だと思う人もいるかもしれませんが、社会復帰のための練習だと思って、挑戦してみましょう。
　今日で「発見プログラム」はおしまいです。おつかれさまでした。みなさんのなかに何か新しい発見があったでしょうか？　このプログラムは、自分で自分の治療目標を発見し、自立して治療に取り組めるようになることが重要だと気づいた患者さんたちとスタッフの共同作業によってつくられました。これをきっかけに、みなさんの治療が少しでもスムーズに進んでいくことを願っています。これから一緒にがんばっていきましょう。

◆著者略歴◆

壁屋康洋（かべや　やすひろ）

独立行政法人国立病院機構肥前精神医療センター　心理療法室長
臨床心理士，博士（教育学）

1996年，京都大学教育学部卒業
2000年，京都大学大学院教育学研究科　臨床心理学専攻　博士後期課程中退
2000年から国立肥前療養所（現：肥前精神医療センター）に在職。精神科救急病棟での勤務を経て，医療観察法病棟に勤務。また医療観察法病棟の準備のため，2003年10月から5カ月間英国に留学した。訳書に，『（軽装版）アンガーコントロールトレーニング』（共訳，星和書店，2012）がある。

触法精神障害者への心理的アプローチ
2012年12月3日　初版第1刷発行

著　者　壁屋康洋
発行者　石澤雄司
発行所　㈱星和書店
　　　　〒168-0074　東京都杉並区上高井戸1-2-5
　　　　電話　03（3329）0031（営業部）／03（3329）0033（編集部）
　　　　FAX　03（5374）7186（営業部）／03（5374）7185（編集部）
　　　　http://www.seiwa-pb.co.jp

ⓒ 2012　星和書店　　Printed in Japan　　ISBN978-4-7911-0830-5

・本書に掲載する著作物の複製権・翻訳権・上映権・譲渡権・公衆送信権（送信可能化権を含む）は（株）星和書店が保有します。

・JCOPY〈(社)出版者著作権管理機構　委託出版物〉
本書の無断複写は著作権法上での例外を除き禁じられています。複写される場合は，そのつど事前に，(社)出版者著作権管理機構（電話 03-3513-6969，FAX 03-3513-6979．e-mail：info@jcopy.or.jp）の許諾を得てください。

軽装版 アンガーコントロールトレーニング

怒りを上手に抑えるためのステップガイド

エマ・ウィリアムズ、レベッカ・バーロウ 著
壁屋康洋、下里誠二、黒田 治 訳　　B5判　208p　2,800円

上製函入（上巻・中巻・下巻 分冊）**版から軽装版**（合本）**として新たに刊行！**

本書は、アンガーコントロールトレーニングプログラムの実践的テキストとして、医療の現場だけではなく、企業、学校などさまざまな施設で利用できるように、配布資料・ワークシートなどが豊富におさめられている。

暴力のリスクアセスメント
精神障害と暴力に関するマッカーサー研究から

J・モナハン、他著
安藤久美子、
中澤佳奈子 訳

A5判
220p
2,800円

HCR-20（ヒストリカル／クリニカル／リスク・マネージメント-20）第2版
暴力のリスク・アセスメント

C.D.WeBster、他著
吉川和男　監訳
岡田幸之、他訳

A5判
112p
3,000円

HCR-20 コンパニオン・ガイド
暴力のリスク・マネージメント

K.S.Douglas、他著
吉川和男　監訳
岡田幸之、他訳

A5判
192p
3,600円

発行：星和書店　http://www.seiwa-pb.co.jp　価格は本体（税別）です

暴力を治療する
精神保健におけるリスク・マネージメント・ガイド

アンソニー・メイデン 著　吉川和男 訳
A5判　320p　3,600円

稀に起こる精神障害者による暴力を防ぐために、精神保健医療従事者が暴力のリスクを適切に評価し、ケアしていく方法を伝える。

医療観察法と事例シミュレーション

武井 満 編著
A5判　172p　3,800円

医療観察法の目指す高度な医療体制をわかりやすく解説し、精神医学と精神科医の果たすべき役割を追求する。

サイコパス
冷淡な脳

J・ブレア、D・ミッチェル、K・ブレア 著　福井裕輝 訳
四六判　264p　2,800円

謎の多いサイコパス＝精神病質者。本書はその定義から始まり、最新の生物学、遺伝学を網羅し、この病態を解明する。

発行：星和書店　http://www.seiwa-pb.co.jp　価格は本体(税別)です

精神病かな？と思ったときに読む本
認知行動療法リソース・ブック

A・P・モリソン、J・C・レントン、他 著
菊池安希子、佐藤美奈子 訳　四六判　304p　2,000円

「もしかして精神病？」と思ったときに、何が起きているのかを理解し、回復への変化を起こす認知行動療法のやり方をステップごとに解説。

命令幻聴の認知行動療法

サラ・バーン、マックス・バーチウッド、他 著
菊池安希子 監訳　朝波千尋、岩﨑さやか、古村 健、山本哲裕 訳
A5判　232p　2,800円

統合失調症の命令幻聴に対する認知療法マニュアル。多くの事例から、実践的な介入方法とその有効性が窺える。

妄想・幻声・パラノイアへの認知行動療法

P・チャドウィック、M・バーチウッド、P・トローワー 著
古村 健、石垣琢麿 訳　A5判　304p　2,900円

認知行動療法の適用を、統合失調症へと広げる。妄想や幻聴へのアプローチを豊富な実例と共に紹介。精神科臨床に携わるすべての職種に。

発行：星和書店　http://www.seiwa-pb.co.jp　価格は本体(税別)です